Verlag für Systemische Forschung
im Carl-Auer Verlag

Karin Achleitner

Die Macht früherer Partnerschaften

Wie Trennungen auf die Kinder der nächsten Beziehung wirken können

2020

Der Verlag für Systemische Forschung im Internet:
www.systemische-forschung.de

Carl-Auer im Internet: www.carl-auer.de
Bitte fordern Sie unser Gesamtverzeichnis an:

Carl-Auer Verlag
Vangerowstr. 14
69115 Heidelberg

Reihengestaltung nach Entwürfen von Uwe Göbel
Printed in Germany 2020

Erste Auflage, 2020
ISBN 978-3-8497-9040-0

Bibliografische Information der Deutschen Nationalbibliothek:
Die Deutsche Nationalbibliothek verzeichnet diese Publikation
in der Deutschen Nationalbibliografie; detaillierte bibliografische
Daten sind im Internet über http://dnb.ddb.de abrufbar.

Die Verantwortung für Inhalt und Orthografie liegt bei der Autorin.

Diese Publikation beruht auf der Dissertation „Frühere PartnerInnen und traumatische Trennungen als transgenerationales Übertragungsphänomen für die Kinder aus der nächsten Partnerschaft“ zur Erlangung des akademischen Grades Dr. (Depth Psychology) am Interuniversitären Kolleg Graz/Seggau, 2019.

Dieses Buch widme ich meiner Mutter,
die mich stets darin bestärkt hat, autonom zu denken
und zu handeln. Sie lehrte mich, mutig und furchtlos zu leben.
Herzlichen Dank an alle,
die mich bei meiner Dissertation begleitet haben.

Inhaltsverzeichnis

Vorwort

Betrachte einmal die Dinge von einer anderen Seite
als du sie bisher sahst, denn das heißt
ein neues Leben beginnen.
Marc Aurel (121–180)

Nach meinen Masterstudien „Elementarpädagogik“ und „Child Development“ verfasste ich eine Dissertation im Fach der Tiefenpsychologie zum Thema „Frühere PartnerInnen und traumatische Trennungen als transgenerationales Übertragungsphänomen für die Kinder aus der nächsten Partnerschaft“, welche als Grundlage für dieses Buch dient.

Ich leitete seit 2004 etwa 3000 Aufstellungen mit der von mir entwickelten Methode der verdeckten systemischen Aufstellungsarbeit und baue auf einem interdisziplinären Ansatz auf, der aus Theorien der Psychoanalyse, erweitert durch Konzepte der Gruppenanalyse und der systemischen Familientherapie, vorwiegend mit der Methode der Familienaufstellung, besteht. Insbesondere die Analytiker, die sich mit den systemischen generationsübergreifenden Thematiken befassen, sind für mich richtungsweisend und deren grundlegenden Theorien fließen in meine tägliche Arbeit in der Praxis sowie in dieses Buch ein.

Es ist mir ein besonderes Anliegen, die möglichen Übertragungen früherer PartnerInnen darzulegen. In meiner über 16-jährigen Tätigkeit als Aufstellungsleiterin habe ich die Erfahrung gemacht, dass diese Übertragungen vielfach die Ursache für problematische Eltern-Kind-Themen darstellen, diese jedoch noch kaum in Therapien und in die Anamnese, z. B. in der Bindungsforschung, einbezogen werden und somit keine Beachtung finden.

Im vorliegenden Buch werden die methodischen Grundlagen der verdeckten Aufstellungsarbeit dargestellt und den folgenden Fragestellungen nachgegangen.

1. In welcher Weise wirken die psychischen Repräsentationen früherer PartnerInnen der Eltern auf das Leben der Kinder aus der nächsten Partnerschaft?
2. Können diese möglichen Wirkungen durch die verdeckte Aufstellungsmethode erkannt und durch professionelle Intervention verändert werden?

Die Thematik ist für mich interessant, da ich in meiner Praxis und systemischen Aufstellungsarbeit oft unerklärliche und problematische Eltern-Kind-Beziehungen sowie nicht zuordenbare Verhaltensweisen von Kindern und Elternteilen erkenne, die das Zusammenleben stark und existenziell beeinträchtigen. Diese unerklärlichen Verhaltensweisen von Kindern und meist von einem Elternteil werden oft verständlicher, wenn frühere Partnerschaften in die Betrachtung miteinbezogen werden, jedoch gab es bisher keine relevanten Forschungsergebnisse dazu.

Therapeuten und Eltern können Leid, Zeit und Geld zur Erforschung von oft nicht erkannten Übertragungen vermeiden, wenn sie bei einer Kombination aus den folgenden Anzeichen aufmerksam werden, da diese Anzeichen einen Hinweis auf eine mögliche konfliktbelastete Übertragung darstellen:

- Wenn über die entwicklungsbedingte Rivalität hinaus eine unübliche Rivalität zwischen dem Kind und dem gleichgeschlechtlichen Elternteil herrscht.
- Wenn sich das Kind oft trotz Liebe und Fürsorge ungeliebt und ausgegrenzt fühlt.
- Wenn das Kind die Position des gleichgeschlechtlichen Elternteils einnehmen möchte.
- Wenn ein Elternteil das gegengeschlechtliche Kind gegenüber dem Partner bevorzugt, beziehungsweise der Vater über die gesunde Elternliebe hinaus eine übertriebene Liebe und Aufmerksamkeit der Tochter schenkt, oder die Mutter dem Sohn.
- Wenn das gegengeschlechtliche Kind eine übertriebene Anhaftung zu einem Elternteil erlebt und eine entwicklungsbedingte Ablösung nicht möglich ist.
- Wenn unverständliche oder nicht in das Leben des Kindes gehörige Vorwürfe gegenüber dem gegengeschlechtlichen Elternteil ausgesprochen werden.
- Wenn ein Kind extreme Aggressionen und Rivalität gegen den gleichgeschlechtlichen Elternteil zum Ausdruck bringt.

Die verwendeten Fallvignetten basieren auf Einzelfallforschung mit Inhaltsanalysen resultierend aus Mitschriften der Aufstellungsseminare der eigenen Praxis. Diese Texte werden anonymisiert und verfremdet dargestellt. Der Theoriezugang ist systemisch-analytisch und als Methode wird die verdeckte Aufstellung angewandt. Als Datengrundlage werden die protokollierten Texte mit den Aussagen, die Haltung sowie die Emotionen der Teilnehmer, die anhand der verbalen und nonverbalen Kommunikation erhoben wurden, herangezogen.

In drei der vier Fallvignetten kamen die Klienten aus einer längeren therapeutischen Begleitung zur Beratung und anschließenden Aufstellungsarbeit in die Praxis der Autorin. Bei allen drei Klienten stellte sich in der ersten Beratung bereits heraus, dass eine Übertragung durch Trennungen aus früheren Partnerschaften weder einbezogen noch bedacht wurde. In einem Fall war die Klientin noch nie in einer Therapie. In allen vier Fällen wurden von der Aufstellungsleiterin die psychische Repräsentanz früherer PartnerInnen und eine Wirkung auf die geborenen Kinder der nächsten Partnerschaft wahrgenommen.

Die möglichen Folgen für Kinder bei Trennungen der Eltern werden mittlerweile immer mehr in Familientherapien berücksichtigt, jedoch die Folgen bei traumatischen Trennungen von früheren PartnerInnen auf Kinder einer nächsten Partnerschaft wurden bisher wissenschaftlich und wohl auch in der praktischen familientherapeutischen Praxis zu wenig bedacht.

Auf Grund der Ergebnisse der im Buch dargestellten Fallvignetten zeigt sich die Wichtigkeit der Einbeziehung der Frage nach früheren Partnern in die Anamnese in allen Therapieformen. Das bedeutet auch eine Aufgabe für das Arbeitsfeld aller Therapieformen (z. B. Psychiatrie, Psychotherapie usw.): in der Arbeit mit Klienten und ihren komplexen Familiensystemen auch Aufmerksamkeit auf scheinbar abgeschlossene, zurückliegende Partnerschaften und mögliche darauf zurückzuführende psychische Verstrickungen einzubringen.

1 Einleitung

Die Verfasserin der Studie baut auf einem interdisziplinären Ansatz auf, der aus Theorien der Psychoanalyse, erweitert durch Konzepte der Gruppenanalyse und der systemischen Familientherapie, vorwiegend mit der Methode der Familienaufstellung, besteht. Insbesondere die Analytiker, die sich mit den systemischen generationsübergreifenden Thematiken befassen, sind für die Autorin der Studie richtungsweisend und deren grundlegenden Theorien fließen in die tägliche Arbeit in der Praxis sowie in diese Studie ein.

In der vorliegenden Studie geht es um die Frage, ob konfliktbehaftete oder traumatische Trennungserlebnisse mit früheren Partnern auf die geborenen Kinder der nächsten Partnerschaft übertragen werden und ob diese Übertragungen durch verdeckte Aufstellungsarbeit (Achleitner 2017), d. h. die Stellvertreter in einer Aufstellung wissen nicht, wen sie vertreten, sichtbar gemacht werden können. Des Weiteren soll die Frage, ob dies auch eine Hilfestellung für den Therapeuten bei der Heilarbeit mit den Klienten sein kann, betrachtet werden. Die zahlreichen Fälle in der 18-jährigen Praxis der Autorin legen nahe, dass viele Belastungen und Konflikte in Familien für die aus der nächsten Partnerschaft geborenen Kinder durch die Wirkungen dieser Übertragungen und der damit oftmals verbundenen Identifizierung mit früheren Partnern ihre Ursachen haben. Diese Wirkungsrichtungen bleiben, trotz oftmals intensiver Bemühungen seitens der Eltern nach Lösungsfindung, die sie z. B. durch Beratungen in Familien-, Ergo- oder Psychotherapie und in weiterer Folge oft auch durch die Psychiatrie suchten, unerkannt. Die Möglichkeiten einer Übertragungsreaktion durch Beziehungserfahrungen aus früheren Partnerschaften werden nur selten bedacht. Im Folgenden werden die Begriffe Trauma und Übertragung insbesondere im Hinblick auf die Phänomene der transgenerationalen Übertragung erläutert, die Methode der verdeckten Aufstellungsarbeit (Achleitner 2017) im Überblick dargestellt sowie weitere, für die Studie relevante, Theorieansätze dargelegt.

1.1 Der Begriff Trauma

Der Begriff Trauma kommt aus dem Griechischen und bedeutet „Wunde“ oder „Verletzung“. Mathias Hirsch bezeichnet den Begriff Trauma als ein sehr komplexes Prozessgeschehen.

> „Ein überwältigendes Ereignis überrollt den psychischen Apparat und durchbricht den Reizschutz des Ichs, das die Gewalterfahrung nicht integrieren kann. Es ist vielmehr gezwungen, Notmaßnahmen zu ergreifen." (Hirsch 2011, S. 41)

Die Bewältigungsversuche zeigen sich innerpsychisch durch Intrusionen (plötzlich auftretende Gedanken und Vorstellungen), Internalisierung (Verinnerlichung von Erfahrungen) und Dissoziation (Abspaltung von Wahrnehmungen). Da diese Abwehrversuche kaum gelingen, zeigen sich folgende Symptome bei der traumatisierten Person: Angstzustände in Folge der dissoziativen Zustände und unbeeinflussbares Wiederholen der traumatischen Situation (Hirsch 2011, S. 41).

> „Zu einer psychischen Traumatisierung kann es kommen, wenn eine Person in ihrer Daseinsberechtigung infrage gestellt wird und ein „Auslöschungserlebnis" durchmachen muss." (Seidler 2013, S. 78)

Seidler unterscheidet zwischen einem einmaligen Gewaltereignis und einem sich wiederholenden. Wenn ein Kind wiederholt Gewalt erfährt wie bei Inzestfällen, graben sich die Spuren dieser Erfahrung tiefer ein als bei einem Erwachsenen, dem ein einmaliges Gewalterlebnis widerfährt (Seidler 2013, S. 78).

Naturkatastrophen, Unfälle, Krieg, Terror, Folter, Vergewaltigung, Gewalt am eigenen Leib und bei anderen, aber auch nicht so gravierende Ereignisse können eine traumatische Wirkung zeigen wie Mobbing und Trennungen. Der Verluste einer geliebten Person, bedrohliche Krankheiten, der Zustand intensiver Hilflosigkeit u. v. m. können einen Menschen traumatisieren. Zusammengefasst kann mit den Worten von Peter A. Levine gesagt werden:

> „Ein Trauma bleibt ein Trauma, ganz gleich, wodurch es verursacht wurde. Ein Trauma entsteht, wenn ein Ereignis im Organismus eine Wirkung hervorruft, die nicht aufgelöst wird." (Levine 1997, S. 131)

Levine vertritt die Ansicht, dass sich solche Blockaden lösen lassen.

> „Eine Heilung sei jedoch nur möglich, wenn es dem Betroffenen gelingt, zum traumatischen Reaktionsprozess in Kontakt zu treten." (Levine 1997, S. 131)

In der Psychologie werden Traumata zugeordnet, so wird unter anderem unterschieden zwischen Geburtstrauma, Kindheitstrauma, Psychotrauma, kollektivem Trauma und historischem Trauma.

Traumata gehören zum Leben, sie müssen jedoch nicht zu lebenslänglichen Strafen werden. Levine sieht im Trauma auch transformierende Kräfte, die uns Menschen als wesentliche Kraft in unserer Entwicklung zur Verfügung steht (Levine 1997, S. 21)

Traumata wiederholen sich, weil der Wunsch, das betreffende Trauma aufzulösen, im Menschen wirkt. Unbewusst wird sich der traumatisierte Mensch von Situationen angezogen fühlen, die dem ursprünglichen Trauma ähnlich sind, um es zu lösen. Die Erstarrungs- und Ohnmachtssituation will erlöst oder abgeschlossen werden, ungeachtet dessen, wie lange sie schon existiert. Durch die Retraumatisierung können Symptome wie Weinen und Zittern den Traumatisierten nachträglich aus der Erstarrung erlösen (Levine 1997, S. 30).

> „Es kann das Schicksal einer Triebregung werden, daß sie auf Widerstände stößt, welche sie unwirksam machen wollen. Unter Bedingungen, deren nähere Untersuchung uns bevorsteht, gelangt sie dann in den Zustand der Verdrängung. Handelte es sich um die Wirkung eines äußeren Reizes, so wäre offenbar die Flucht das geeignete Mittel. Im Falle des Triebes kann die Flucht nichts nützen, denn das Ich kann sich nicht selbst entfliehen. Später einmal wird in der Urteilsverwerfung (Verurteilung) ein gutes Mittel gegen die Triebregung gefunden werden. Eine Vorstufe der Verurteilung, ein Mittelding zwischen Flucht und Verurteilung ist die Verdrängung, deren Begriff in der Zeit vor den psychoanalytischen Studien nicht aufgestellt werden konnte." (Freud 1915, S. 248)

> „Wenn du das hervorbringst, was in dir ist, wird das, was in dir ist, deine Rettung sein. Wenn du das, was in dir ist, nicht hervorbringst, wird das, was in dir ist, dich vernichten." (Grabner-Haider 2007, S. 448)

Chronische familiäre Traumata finden immer in Beziehungen statt, sagt Mathias Hirsch (Hirsch 2004). Verrat, Verlustdrohungen, unterlassener Schutz u. v. m. tendieren zu Wiederholungen. Traumatisierte Eltern geben traumatische Introjekte an die nächste Generation weiter. Hirsch hält es daher im therapeutischen Prozess für wichtig, zwischen chronischen familiären Traumata und einer einmaligen persönlichen Traumatisierung zu unterscheiden. Auf die Notwendigkeit dieser Differenzierung weist auch Kernberg hin (Kernberg 2000).

Franz Ruppert stellt in seinem Buch „Trauma, Angst und Liebe" dar, wie hilfreich Aufstellungsarbeit ist, um traumabedingte Spaltungen sichtbar zu machen, und wie diese die psychische Reintegration fördert (Ruppert 2012).

Katharina Drexler zeigt durch viele lebendige Fallbeispiele auf, wie transgenerationale Traumatisierung erkannt und behandelt werden kann (Drexler 2018).

Im Gegensatz zum persönlich erfahrenen Trauma werden transgenerationale Traumata unbewusst erlebt. Sie entziehen sich dem Bewusstsein, da sie nicht selbst erfahren wurden, sie werden jedoch als unerklärliche Wirkung im Leben empfunden. Übernommene Traumata wirken unbewusst durch Identifikation mit dem Leben Frühergeborener. Die Möglichkeit, diese unbekannten Traumata aufzulösen, zeigt sich oft schwieriger als jene, die wir bewusst erlebt haben. Die Notwendigkeit, auf die Generationen zu schauen, ist dabei unerlässlich und zeigt sich häufig als größte Hürde, weil die ursprünglich Traumatisierten oftmals nicht mehr leben oder die Ursachen weit zurückliegen und verheimlicht wurden. Dennoch gelingt es den Betroffenen oft Licht ins Dunkel zu bringen, indem sie durch intensives Forschen im Familiensystem nach Erkenntnis suchen, um das von ihnen unbewusst Übernommene erkennen und begreifen zu können sowie sich allenfalls davon zu lösen.

Die Autorin wird in ihrer Tätigkeit als Aufstellungsleiterin im Prozess einer Aufstellung mehrfach mit traumatischen Reaktionen der Klienten konfrontiert. Kränkende, krank machende und traumatisierende Lebenserfahrungen werden im Aufstellungsprozess gefühlsaktivierend erfahrbar. Die Interventionen nach Peter Levine (Levine 1997) leiten sie dabei an, um Klienten Ressourcen aufzuzeigen, die ihm ermöglichen könnten, eine Entladung des übererregten Nervensystems und damit eine Auflösung der Schockstarre zu erreichen. Oftmals treten schwere Traumata zu Tage, die völlig abgespalten wirken. In solchen Fällen besteht der Nutzen der Aufstellung überwiegend darin, dass die Ursachen von Angstzuständen bewusst gemacht werden können und um mit den traumatischen Reaktionsprozess in Kontakt zu treten. Dem Klienten wird jedoch über die Aufstellungsarbeit hinaus eine Traumatherapie empfohlen.

1.1.1 Trennungstrauma und seine Folgen

Die für Eltern und Kind oft rätselhaften, unintegrierbaren Gefühlsäußerungen, welche sowohl von den Eltern als auch vom Kind ausgehen können, führen zu Irritationen und zur Verunsicherung der eigenen Identität des Kindes und sind oft die Ursachen für Krisen und Trennungen. Rätselhaft deshalb, da diese Gefühlsäußerungen nicht zum jetzigen Leben und zum Rang des Kindes im aktuellen Familiensystem gehören.

Der Psychotraumatologe Günter H. Seidler sagt zum Thema Trennungstrauma, dass er immer häufiger Patienten begegnet, die unter schweren traumatischen Folgen leiden, obwohl sie lediglich von ihrem Partner verlassen wurden. Viele Menschen fühlen sich völlig überwältigt, wenn sie verlassen werden.

> „Da passiert etwas psychisch Gefährliches und man ist dem absolut hilflos ausgesetzt, man kann es nicht verhindern oder steuern." (Seidler 2016, o. S.)

John Bowlby untersucht die Auswirkungen von Trennungen auf die Entwicklung und Anfälligkeit für Angst und Wut des Kindes. Bowlby geht jedoch nicht auf die Belastungen ein, die für die geborenen Kinder der nächsten Partnerschaft entstehen können (Bowlby 1973).

Der traumatisierte Partner, seine Kränkung oder Glorifizierung können sich im Kind spiegeln. Auch kann die Übertragung der Gefühle mit einer Retraumatisierung durch die seinerzeitige Trennungssituation, welche im Kind und unbewusst im Elternteil wirkt, erklärt werden. Wobei aus den Beobachtungen der Autorin dabei nicht relevant ist, ob die traumatisierte Person der frühere Partner oder ein Elternteil ist, denn letztlich wirkt das Trauma in der Folge auf alle, den Partner, den Elternteil und auf das Kind. Auch wenn z. B. beim Vater die Trennung vielleicht wissentlich keine Belastung darstellt oder der Trennungswunsch von ihm ausging, kann mangelnde Achtung oder Abwertung einer früheren Partnerin deren Wut, Trauer, Enttäuschung bis zu Rachegedanken (Verwünschungen) erwecken. Die Verbitterung wird oft ein ganzes Leben lang aufrechterhalten. Dass Wut und Enttäuschungen beim verlassenen Partner für einen gewissen Zeitraum nach einer Trennung nicht ungewöhnlich sind und zur Trennungsbewältigung zählen, ist bekannt. Die Gründe, weshalb bei manchen Verlassenen der Hass nie aufhören kann, liegen offenbar an der mangelnden Achtung, Abwertung und Enttäuschung des Verlassenen. Mit dieser Abwertung wie z. B. „das war ja nichts Ernstes", obwohl das Paar vielleicht schon zusammenlebte und Zukunftspläne schmiedete und oft schon ein Kind geboren wurde, versucht manchmal derjenige, der die Partnerschaft verlassen möchte, sein Gewissen zu entlasten. Es wird mit diesen Abwertungen nach einer Legitimation für den Trennungswunsch gesucht und dadurch ein Aggressor und „Opfer" = der verlassene Partner, erschaffen. Dass durch dieses Trennungstrauma des verlassenen Partners völlig unwissend ein später geborenes Kind belastet wird, bleibt unerkannt. Diese Aggressionen wirken, wenn auch überwiegend völlig abgespalten, z. B. auf den Vater und die Tochter. Das Kind erlebt den Vater dann durch das böse Introjekt der früheren Partnerin, es ist mit dem Angreifer = Aggressor (= verlassene Partnerin) verbunden. Dieses Kind verinnerlicht und übernimmt dabei ohne sein bewusstes Wissen und gegen seinen bewussten Willen Persönlichkeitseigenschaften, Werte, Gefühle und Verhaltensweisen des Aggressors und macht sie zu Anteilen seines Selbst.

Was der Mensch nicht spiegelt und versteht, wird abgespalten oder verdrängt. Durch die Verdrängung können Entbehrungen nicht betrauert werden (Mitscherlich 1967).

> „Unbewusster Hass auf den nicht schützenden Anderen erschafft im Innern ein böses Introjekt." (Mitscherlich 1967, o. S.)

Dieser unbewusste Hass wird oft ein Leben lang vom verlassenen, verbitterten Partner gepflegt. Aber auch Liebe erschafft im Inneren ein liebendes Introjekt. Wenn eine frühere Liebe aus diversen Gründen nicht gelebt werden konnte, wird dieser Liebe oft ein „Denkmal" im Kind gesetzt.

Das Kind spiegelt die ungelöste frühere Partnerschaft, sowohl bei „positiven wie bei negativen" Übertragungen. Es steht völlig unbewusst zur Verfügung und kann seine eigenen Bedürfnisse auf ein autonomes Leben nicht entsprechend entwickeln. Die Verletzungen durch den verlassenden Partner, die nach einer Trennung oft unvermeidbar sind, werden nicht gewürdigt, sondern oftmals abgewertet und übertragen sich auf das Kind. Aber auch die glorifizierte frühere Liebe kann nicht freigegeben werden und auf ein später geborenes Kind wirken. Ist es z. B. eine frühere unerfüllte Liebe des Vaters, die glorifiziert wird, dann kann sich seine Liebe auf die Tochter übertragen und die Mutter wird zur 2. Wahl. Diese Rangverletzung geschieht unwissentlich. Besonders drastische Folgen können zwischen Vater und Sohn entstehen. Wenn die Mutter den Sohn auf den Platz des Vaters erhöht, kommt es nicht selten zu Rivalität und Gewalttaten zwischen Vater und Sohn.

Die erlittene Verletzung und daraus resultierende Verbitterung früherer Partner wird vielen Klienten bereits im Beratungsgespräch bewusst. Dennoch besteht oft noch die Neigung, diese weiter zu verdrängen, indem der frühere Partner eher abgewertet und als „nicht so wichtig" betrachtet wird. Erst in der Aufstellungsarbeit kommt es meist zu einer kathartischen Entladung und Trauer sowie dem Aufbrechen verdrängter Schuldgefühle.

Werden Verluste nicht betrauert, kann der innerpsychische Versöhnungsprozess, der letztendlich die Mauern der Wut zerbrechen würde, nicht geschehen. Wenn Verbitterung statt Trauer das Opfer anleitet, dann bleibt es in seiner Unversöhnlichkeit negativ an den Täter gebunden. Die Verletzung hat tiefe seelische, ideelle, materielle Wunden hinterlassen und diese Verluste sind zu betrauern (Linden 2011).

Der Psychoanalytiker Michael Ermann (Mitscherlich 1967) sieht in der Identifikation mit dem Aggressor eine tiefenpsychologische Grundlage der kollektiven „Unfähigkeit zu trauern".

Wie Enright meint, sind

„‚Unversöhnlichkeit, Bitterkeit, Ressentiments und Wut' mit den vier Mauern einer Gefängniszelle vergleichbar, in die eine Person in Opferposition eingeschlossen ist. Vergebung ist der Schlüssel, mit dem sie die Gefängnistür öffnen kann.“ (Enright 2006, S. 28)

Verzeihen geschieht nach Schwennen nur im subjektiven Bewusstsein, dass der Täter verantwortlich ist. (Schwennen 2008, S. 150–165).

Verbitterung hat die Tendenz anzuhalten, sie ist eine allgemeinmenschliche Reaktion, die den meisten Menschen nicht unbekannt ist. Sie ist ähnlich wie die Angst eine Reaktion auf Ungerechtigkeiten wie Kränkungen, Vertrauensbruch, Herabsetzung. Sie kann augenscheinlich abgeklungen sein und wiederaufleben, wenn der Anlass der Verletzung in Erinnerung gerufen wird. Sie kann das ganze Leben des Betroffenen und das seiner Umwelt einschränken (Linden 2017).

„Klinisch signifikante emotionale Symptome oder Verhaltensauffälligkeiten, die nach einer einmaligen außergewöhnlichen, wenn auch, von außen gesehen, häufig lebensüblichen Belastung auftreten.“ (Linden et. al. 2009, S. 93–96)

Folgende Kriterien kennzeichnen nach Linden eine posttraumatische Verbitterungsstörung:

- Patienten fühlen sich herabgestimmt und antriebslos.
- Sie fühlen sich ungerecht behandelt und beleidigt.
- Sie vermeiden phobisch Orte und Personen, die mit dem Ereignis im Zusammenhang stehen.
- Wenn sie an das Ereignis erinnert werden, reagieren sie emotional.
- Erinnerungen an das Ereignis beinhalten Gefühle der Verbitterung, Wut, Rache und Hilflosigkeit, bis hin zu Phantasien eines erweiterten Suizids.
- Der Wunsch, dass die Gerechtigkeit wiederhergestellt wird, ist hartnäckig bis querulantisch.

(Linden 2017)

Das Märchen Dornröschen, das der Soziologe und Psychotherapeut Thomas Schäfer (2001) in seinem Buch „Wenn Dornröschen nicht mehr aufwacht“ beschreibt, kann für traumatische Trennungen eine Botschaft offenbaren.

Kurzfassung und Interpretation des Märchens

Zur Geburt der Prinzessin „Dornröschen“ wird vom König ein großes Fest veranstaltet. Es wurden nicht nur alle Freunde und Verwandte, sondern es gab auch dreizehn weise Frauen, die zum Wohle des Kindes geladen wurden. Da es nur 12 Gedecke gab, wurde die 13. Frau ausgeladen. Diese erschien während des Mahls und sagte, sie wolle sich dafür rächen, dass sie nicht eingeladen wurde. Sie sprach ihren Fluch aus, Prinzessin „Dornröschen“ werde sich in ihrem 15. Lebensjahr an einer Spindel stechen und sterben. Die 12. der weisen Frauen hatte ihren Wunsch noch nicht ausgesprochen und wandelte den Fluch der 13. Frau um, indem sie das Urteil milderte, es soll nur ein 100-jähriger tiefer Schlaf sein. Der König ließ alle Spindeln verbrennen, doch trotz aller Vorsicht kam es, dass sich der Fluch am 15. Geburtstag der Prinzessin erfüllte.

Alle Schlossbewohner fallen in einen Tiefschlaf, sie erstarren in ihrem Tun. Diese Lähmung entspräche einer Traumatisierung und Pathologie im System. Viele Prinzen versuchten die Dornenhecken zu überwinden und starben darin. Erst nachdem hundert Jahre vergangen waren, gelang es einem Prinzen in das Schloss zu kommen und das Schicksal der Prinzessin und aller Bewohner zu erlösen. Das Schloss erwachte wieder zu Lebendigkeit, der Bann war gebrochen. Die Autorin sieht in der unüberwindbaren Dornenhecke ein Synonym für die Verletzung der ausgegrenzten Frau. Den Fluch, der einen 100-jährigen Schlaf bewirkte und zur Erstarrung führte, sieht sie als Ausmaß der Traumatisierung für drei Generationen. Das Verbrennen der Spindeln sieht die Autorin als Synonym für Verleugnung und dafür, dass durch den Versuch der Verheimlichungen und Verdrängung die Gefahr einer Übertragung, in welcher Weise sich diese auch auswirkt, nicht gebannt werden kann.

Weiterführende Interpretation zum Märchen „Dornröschen“

Thomas Schäfer (2001) und Bert Hellinger (2002) sehen in den weisen Frauen frühere Partnerinnen des Vaters, die dem Kind gewogen sein sollen. Aus systemischer Sicht müssen alle früheren PartnerInnen gewürdigt werden. Ausgrenzungen rächen sich, weil das Kind tief mit der ausgeschlossenen Partnerin verbunden ist.

Die ausgegrenzte Frau steht für eine nicht gewürdigte Person der Familie oder eine frühere Frau des Vaters. Frühere PartnerInnen, die nicht gewürdigt werden, entziehen dem neuen System das Wohlwollen und lähmen die spätere Entwicklung der nachgeborenen Kinder. Das Kind ist dann mit einer früheren ausgegrenzten Frau verbunden. Dieses Kind wird als Erwachsene meist den Männern gegenüber so hart sein, wie die frühere ausgegrenzte Frau es dem Vater gegenüber ist (Schäfer 2001, S. 45–46).

> „Da das Familiengewissen auf Ausgleich drängt und nicht zulässt, dass wichtige Personen ausgeklammert werden, kann man dem Schicksal einer solchen Identifizierung nicht entgehen.“ (Schäfer 2001, S. 47)

1.2 Der Begriff Übertragung

Der Begriff der Übertragung stammt aus der Tiefenpsychologie und insbesondere der Psychoanalyse. Übertragungen finden statt, indem ein Mensch Wünsche, Ängste und Erwartungen der Kindheit auf den Partner oder auf andere neue soziale Beziehungen überträgt und reaktiviert. Ein bekanntes Feld bietet die Partnerschaft, es werden oft Rollen erwartet, die in der Ursprungsfamilie als Beziehungsmodell gelebt wurden. Übertragungen sind weitgehend normal und üblich, sie können aber zu einem beträchtlichen Problem werden, wenn die übertragenen Gefühle in den existierenden Beziehungen unangemessen sind (Greenson 2007; Mertens 1998).

Wenn in der vorliegenden Studie von Übertragungen gesprochen wird, geht es um das Phänomen der Übertragungen in einer generationsübergreifenden Sichtweise, in der Übertragungen sowohl im positiven wie im negativen Sinne die Nachkommen beeinflussen.

Freud wählte den Begriff der Gefühlserbschaft. Durch dieses Erbe werden Erfahrungen an die nächsten Generationen weitergegeben, es muss dabei nicht ausdrücklich betont werden, dass die Nachkommenden keine Wahl haben, ob sie dieses Erbe annehmen möchten, es wirkt auf ihr Leben, ob sie es wollen oder nicht (Freud 1912–13, S. 191).

Vorwiegend wirken die verborgenen, verdrängten und beschämenden Erlebnisse auf die nachkommenden Generationen. Auch wenn Familiengeheimnisse den Nachkommen mit ihrem bewussten Wissen nicht zugänglich sind, weil diese verdrängt, verheimlicht oder projiziert werden, entfalten diese für die nächsten Generationen zumeist eine große Wirkmacht.

Die psychoanalytische Theoriebildung unterscheidet zwischen Selbstpsychologie und Objektbeziehungstheorien. Kernberg weist auf die Bedeutung der Internalisierung „schlechter“ Objektbeziehungen hin, die sich als aggressiv besetzte und abgespaltene Repräsentanzen im Selbst und in Objekten zeigen. Die verwendete Theorieposition ist bedeutsam für die jeweils herangezogene praktische Interventionstechnik in der Psychotherapie. Die Objektbeziehungstheorien bilden eine große Auswahl von Ansätzen. Kernberg ist der Meinung, dass sich alle psychoanalytischen Theorien mit den Einflüssen früherer Objektbeziehungen und den daraus unbewusst entstehenden Konflikten oder Inszenierungen pathogener internalisierter Objektbeziehungen aus der Vergangenheit und der gegenwärtigen Entwicklung der Übertragungen in der psychoanalytischen Situation befassen (Kernberg 2002, S. 17). Denn wie Freud sagt:

> „Jeder Mensch in seiner unbewussten Geistestätigkeit besitzt einen Apparat, der ihm gestattet, die Reaktionen anderer Menschen zu deuten, das heißt, die Entstellungen wieder rückgängig zu machen, welche der andere an dem Ausdruck seiner Gefühlsregungen vorgenommen hat. Auf diesem Wege des

unbewussten Verständnisses all der Sitten, Zeremonien und Satzungen, welche das ursprüngliche Verhältnis zum Urvater zurückgelassen hatte, mag auch den späteren Generationen die Übernahme der Gefühlserbschaft gelungen sein.“ (Freud 1912–13, S. 191)

1.2.1 Vererbung und Übertragung zwischen den Generationen

Gefühlserbschaften führen zu Übertragungen zwischen den Generationen. Das Ausmaß oder die Intensität der Übertragung ist maßgeblich mit den unverarbeiteten Erfahrungsbereichen der früheren Generationen verbunden und werden den Nachkommenden unbewusst vermittelt.

Vor allem die Eltern geben ihren Kindern überwiegend unbewusst das weiter, was sie selbst nicht lösen oder erkennen konnten, denn nicht selten übernahmen bereits die Eltern das bereits Verdrängte ihrer Eltern. Verdrängen konnten jedoch nur diejenigen, denen das Erleben bewusst war. Daher führen die Recherchen in Familien die Autorin der Studie nicht selten mehrere Generationen zurück, denn dann liegt es beim letzten Glied der Weitergabe, ob das Weitergebene oder das Erbe der Früheren verarbeitet werden kann (Mentzos 1999, S. 36–37).

Zu Übertragungen von Traumaerlebnissen sagt Helene Timmermann, dass extreme Traumatisierungen die seelische Verarbeitungsfähigkeit der Traumatisierten übersteigen, sie dringen daher auch in das Leben nachfolgender Generationen ein. Die Verleugnung und Derealisierung der Eltern schützen Kinder nicht, sie erfassen unbewusst das Erlittene. Diese Kinder leben in zwei Wirklichkeiten, der eigenen und der, die der traumatischen Erfahrung der Eltern angehört (Bohleber 2008).

Kinder fühlen sich trotz aller Derealisierung in ihre Eltern ein und identifizieren sich mit ihnen. Die Möglichkeit zur Reflexion ist nicht gegeben, da es sich dabei um unbewusste Prozesse handelt.

Dass transgenerationale Phänomene nicht determiniert sind, sondern individuell sehr unterschiedliche Auswirkungen haben, bemerken Rutter (1989) und Grünberg (2000). Die ungleichen Reaktionen auf ähnliche Erlebnisse in Familien beantwortet Rutter mit den individuellen Möglichkeiten innerhalb des Umfeldes, in dem der Mensch aufwächst. So werden Eltern mit ihren möglichen Übertragungen und den damit einhergehenden auszugleichenden Erfahrungen unterschiedlich umgehen. Dadurch entwickelt sich trotz Übertragungen ein verschiedenartiger und persönlicher Gestaltungsfreiraum für das eigene Leben (Moré 2013).

Die Studie von Wolfgang Tress (1986) „Auch wenn seelische Gesundheit trotz einer traumatischen Kindheit in mancher Hinsicht ein ‚Rätsel‘ bleibt“ belegt mit Hilfe des Adult Attachment Interviews (AAI), dass traumatische Erfahrungen nur dann an die nächste Generation vermittelt werden, wenn sie von den Betroffenen unbewältigt hinterlassen werden (Moré 2013).

Zur biologischen Vererbungslehre sagt Parnes et al. (2005), dass individuelle physische Merkmale im Wesentlichen auf den Mechanismus der intergenerationalen Übertragung zurückzuführen sind und der Generationen- und Vererbungsbegriff sich zu einer neuen Einheit verbindet (Weigel et al. 2005).

Susann Heenen-Wolff geht davon aus, dass die angesprochenen Vererbungen als sozialisationsbedingt anzunehmen sind und nicht auf genetische Faktoren zurückzuführen sind.

> „Es gibt keinerlei Hinweise darauf, dass es eine genetische Übermittlung von Fantasien gäbe." (Heenen-Wolff 2018, S. 17)

Zepf berücksichtigt im Gegensatz zu Freud, bei der Entstehung des ödipalen Dramas den Einfluss der transgenerationalen Weitergabe (Zepf et al. 2014, S. 34).

Selbst wenn Eltern oder Großeltern Traumatisierungen verleugnen und derealisieren, erfassen die Kinder unbewusst das bestehende Trauma. Extreme Traumata überschreiten die seelische Verarbeitungsmöglichkeit und beeinflussen dadurch auch das Leben der nachfolgenden Generation. Die Kinder leben in zwei Wirklichkeiten, der eigenen und in der ihrer Eltern oder Großeltern, zu denen das ursprüngliche Trauma gehört (Moré, 2013).

Die transgenerationale Weitergabe findet über unbewusste Identifizierungsprozesse statt. Diese Identifizierungen verknüpfen die Generationen miteinander (Bohleber 2008 und Reich et al. 1996).

Elhardt sagt, dass eine Identifikation eine Einverleibung des anderen darstellt, es sei eine Art „seelischen Kannibalismus":

> „Die Identifikation vermittelt Schutz, ihre Lösung Selbstständigkeit, aber auch oft Einsamkeit" (Elhardt). Wer sich aus alten Identifikationen löst, sich „de-identifiziert", der verliert auch immer ein Stück Heimat, egal, wie „schlecht" das Vorbild und die Identifikation mit ihm waren." (Elhardt 2001)

Das Leben der Eltern, Großeltern und anderer Personen, vor allem jener Personen, die z. B. durch das Familiensystem Schaden oder Leid erlitten haben, wirkt weiter auf die Nachkommen. Unbewusst sind die Nachkommenden belastet, weil sie für das Geschehen einen Ausgleich schaffen möchten, beziehungsweise die Geschichte der Frühergeborenen zu kompensieren versuchen. Dabei werden Gefühle übernommen, die dem Einzelnen meist unerklärlich sind und sich oft als zwanghaftes Bedürfnis, merkwürdige Verhaltensweisen, Psychosen oder Neurosen auswirken können. Dass diese Gutmachungsversuche oft kläglich scheitern, mag damit im Zusammenhang stehen, dass die Spätergeborenen durch Gefühlserbschaften in unbewusste Pflichten der Frühergeborenen geraten, was wiederum den nötigen linearen Fortschritt der individuellen Entwicklung beeinträchtigt oder gänzlich verhindert (Bohleber 2008; Reich et al. 1996).

Eine Rangverletzung der Ordnung (z. B. ein Kind nimmt den Platz eines Elternteils ein) führt unweigerlich zum Scheitern, weil wir uns in die Angelegenheiten der Frühergeborenen einmischen (Hellinger 2001, S. 263–265).

Hellinger ist der Meinung, dass hier ein schlimmer Ausgleich geschieht, da es den Spätergeborenen nicht zusteht, die Schuld oder das Recht Frühergeborener nachträglich durchzusetzen (Schäfer 2000).

Bert Hellinger und Thomas Schäfer sprechen vom verborgenen Gruppengewissen.

> „Was andere in der Gruppe erlitten oder verschuldet haben, wird durch ein besonderes Gewissen, dem Sippen- und Gruppengewissen für uns als Verpflichtung spürbar, wenn auch meist unbewusst.“ (Schäfer 2000, S. 68)

Das Gruppengewissen wirkt als Ordnungs- und Gleichgewichtssinn in der Familie. Es ist nicht gerecht zum Einzelnen, sondern strebt nach Ausgleich, völlig ungeachtet der Zeit und der Person. Es ist bestrebt, jedes Unrecht auszugleichen und nimmt dafür die unschuldigen und nichtwissenden Spätergeborenen in die Pflicht. Auf diese Weise werden die Spätergeborenen in fremde Schuld, fremdes Denken und fremdes Fühlen verstrickt. Im Gegensatz dazu gibt es das individuelle Gewissen, es ist jedoch dem Gruppengewissen untergeordnet (Schäfer 2000; Hellinger 2002).

Die Verstrickung in die Geschichte der früheren Generationen vergleicht Faimberg (1985) mit dem Begriff „Telescoping“. Faimberg sieht darin eine innerpsychische Verflechtung und Verschiebung der Zeit zwischen den Generationen. Wie durch ein Teleskop sind die Generationen durch die sie bindenden Gefühlserbschaften ineinander verschoben, was eine Differenzierung des subjektiven Erlebens verhindert. Würde man das Teleskop auseinanderziehen, zeigt sich kein Unterschied. Die Vergangenheit wirkt dann wie eine Verlängerung in der Gegenwart, was bei der betroffenen nachkommenden Generation zu einem Verlust von Zeitgefühl führt und in weiterer Folge die Traumata früherer Generationen wieder realisiert (Moré 2013; Faimberg 2009).

Die durch Gefühlserbschaften belasteten Nachkommenden sind häufig in ihrer Identität verunsichert, sie leiden oft unter unerklärlichen Ängsten, Zweifeln und Schuldgefühlen. Sie fühlen sich fremd und äußern oft das Gefühl, ihr Leben nicht leben zu können. Auch physische Dissoziierungen werden als Körperfremdes, betäubtes Empfinden kommuniziert. Grubrich-Simitis (1979) nennt als Auswirkungen dieser innerpsychischen Fremdkörper Apathie, Depression, Gefühle von innerer Leere, fehlendes emotionales Engagement, aber auch eine agitierte Hyperaktivität (Grubrich-Simitis 1979, S. 991–1023).

Werden diese traumatischen Erfahrungen nicht integriert und gelöst beziehungsweise durch Trauerarbeit bewältigt, sind auch die nächsten Generationen durch ähnliche, unverständliche und irritierend wirkende Gefühle belastet, die sie an die Vergangenheit der Vorfahren bindet (Grubrich-Simitis ebd.).

Troje (2000) verwendet die Metapher „Verzahnung des Unbewussten zwischen Personen verschiedener Generationen“. Der Verlust von Abgrenzungsmöglichkeiten gegenüber ihren Eltern könne bei Kindern psychoseähnliche Zustände bewirken (Moré 2013).

Wird Schuld nicht anerkannt, sondern verleugnet oder als Macht, Stärke und Überlegenheitsgefühl an die Kinder weitergegeben, kann dies auch zu Identifizierungen mit den verleugneten Anteilen der Täter führen (Bar-On 1993; Bergman et al. 1995; Hirsch 1997; Jokl 1997). Werden Verbrechen nicht anerkannt, sondern verleugnet, z. B. in der Folge von Kriegen, Mord, schwerem Betrug, Sexual- und Gewaltdelikten, besteht die Möglichkeit, dass die Nachkommen nicht nur durch Kompensationsbemühungen belastet werden, sondern auch, dass sie eine Übertragung mit den Machtgefühlen der Täter erfahren (Moré 2013).

Hirsch (1997) spricht von unbewusst übertragenen Elementen, die als ich-fremd erlebt werden, und von Introjekten, die in die psychische Innenwelt des Kindes hinein vermittelt werden. Sie werden nicht durch Assimilierung angeeignet. Das psychisch Unverdaute im Sinne von Bions Beta-Elementen (Bion 1992, 1997), welches die Eltern nicht verarbeiten konnten, wird zu Introjekten der Kinder. Die Dissoziation des Bewusstseins der Eltern und die Abspaltung eines Teils ihrer Selbstrepräsentanz bewirken die Aufnahme dieses Fremdkörpers (Introjekt) im Kind. Das Introjizierte wirkt sich im Erleben durch Träume, Phantasien und Affekte aus, es entzieht sich jedoch dem Verstehen. Introjekte zeigen sich durch präpsychotische, neurotische oder psychosomatische Symptome in ihrer Wirkung. Die von den Eltern unbewältigte, traumatische Situation reinszeniert sich durch das Kind (Moré, ebd.).

Die Untersuchungen von Rosenthal et al. (1997, 2002) belegen, dass sich die unbewussten traumatisierenden Übertragungen von Opfern wie Tätern in den folgenden Generationen nicht abschwächen. Es zeigt sich, dass sich die Folgen verstärken und bis zur dritten Generation wirksam sind. Die Erkenntnisse über die Folgen für die vierte Generation weisen darauf hin, dass auch diese betroffen sind.

Die systemischen Familieninterviews von Rosenthal zeigen auf, dass die Nachkommen von Tätern im Zusammenhang mit der NS-Vergangenheit zur Selbstbestrafung tendieren und sich in ihrem Wunsch „aufdecken und verhüllen zu wollen" gespalten fühlen. Sie fühlen einerseits das Bedürfnis der Loyalität und andererseits den Wunsch nach Distanz zum Geschehenen. Interessant ist, dass sich nicht alle belasteten Nachkommen mit der Auseinandersetzung der Familiengeschichte befassen, sondern oft ein Einzelner die Bürde auf sich nimmt. (Moré, ebd.)

1.2.2 Die Gruppe als sozialer Mikrokosmos

W. R. Bion und S. H. Foulkes, die Pioniere der Gruppentherapie, haben die Gruppenanalyse als Therapieform institutionell etabliert. Sie sind zur Ansicht gekommen, dass es in der Gruppe zwischen den Teilnehmern spontan zu psychischen Prozessen kommt, an denen die einzelnen Gruppenmitglieder, ohne diese bewusst bewirkt zu haben, teilhaben. Vielmehr haben sie diese Prozesse unbewusst gemeinsam erzeugt (Foulkes 1974; Sandner 1976, 2013).

Foulkes vertritt die Ansicht, dass eine krankhafte Entwicklung des Einzelnen mit dem gesamten sozialen Kontext verschachtelt ist und dass die Entwicklung weniger auf seine ihm mitgegebenen, auch biologisch geprägten Verhaltensweisen zurückzuführen ist. Er sieht den Einzelnen als Teil seiner familiären Matrix und im Weiteren seiner Arbeitswelt und seiner Kultur. Foulkes sieht Erkrankungen als Ausdruck eines gestörten Kräftespiels aller unterschiedlich ineinander verschachtelten Matrizen. Aus diesem Grund erkennt er die Gruppe als eine Art sozialen Mikrokosmos und als das wirkungsvollste Instrument des seelischen Wachstums.

Interessant sind die Parallelen zu den Gruppenprozessen bei den verdeckten Familienaufstellungen, in der die Teilnehmer – nicht wissend, welche Person sie vertreten – ihre Gefühle nonverbal wie verbal und emotional zum Ausdruck bringen, und der Metapher von Foulkes. Er vergleicht die Gruppe mit einem Theaterstück, in dem sich zwischen den Teilnehmern der Gruppe spezifische gemeinsame neue Beziehungskonstellationen entwickeln, indem die einzelnen Akteure mitspielen und das Drehbuch emotional im Wesentlichen bestimmen, ohne es zu kennen (Foulkes 1974; Sandner 1976). Er nennt dieses gemeinsame Beziehungsgeflecht zwischen den Teilnehmern einer Gruppe die aktuelle Gruppenmatrix (Roth et al. 2011).

Bion nimmt im Unterschied zu Foulkes eine andere Position ein. Er glaubt nicht, dass die Gruppe in ihrer systemischen Funktion eine neue Qualität in den Sozialbeziehungen bewirkt. Bion nimmt, wie Aristoteles, den Menschen immer als einen Teil einer Gruppe und vor allem als Sozialwesen wahr (Bion 1971).

Dass die Nachkommenden unbewusst an den Erfahrungen der früheren Generationen teilhaben und in der Folge oftmals mit den offenen Lücken und Verwundungen der Frühergeborenen identifiziert sind, wird auch durch die Erkenntnisse von Freud deutlich.

> „Für das Es bzw. Unbewusste gibt es keine rationale Zeitordnung und Kausalität". (Freud 1933, S. 80f.)

1.3 Entwicklung der Familienaufstellung

Die Entwicklung der Familienaufstellung sowie die unterschiedlichsten Aufstellungsmethoden wurden in der Thesis der Autorin eingehend erläutert und werden hier nochmals partiell wiedergegeben (Achleitner 2017, S. 13ff.).

In der Folge wird die grundlegende Ordnung in der Aufstellungsarbeit betrachtet und die von der Autorin 2003 entwickelte Methode der verdeckten Aufstellungsarbeit definiert.

Nachstehend die Erläuterung der Entwicklung der systemischen Aufstellung in ihren Grundzügen und nach Virginia Satir, Bert Hellinger, Albrecht Mahr und Sparrer/Kibéd sowie des Psychodramas nach Jakob Moreno. Im Anschluss wird die verdeckte Aufstellungsmethode im Vergleich zur offenen Aufstellungsmethode betrachtet.

1.3.1 Pioniere der Aufstellungsarbeit: Virginia Satir, Jakob L. Moreno und Bert Hellinger

Der österreichische Arzt Jakob Moreno, der Begründer der psychotherapeutischen Methode des Psychodramas, wählte bereits 1930 im Psychodrama Stellvertreter für die betreffenden Personen eines zu bearbeitenden Konflikts (Gessmann 1994). Moreno ist ein Pionier der Gruppenpsychotherapie.

Moreno eröffnete in seiner psychodramatischen Methode kreative Zugänge über das Schauspiel, um damit aus dem Erleben von spontanen Stehgreiftheatersequenzen eine therapeutische Wirkung für das Leben seiner Klienten integrierbar zu machen. Moreno begründete auch die Methode der Soziometrie, die es ermöglicht, in einer Gruppe die Beziehungen der Mitglieder zu erfassen und in einem Soziogramm grafisch darzustellen.

Morenos enorme Kreativität wird neben seiner Bedeutung als einflussreicher psychotherapeutischer Schulengründer auch in seiner Tätigkeit als Leiter eines Stehgreiftheaters, in seinem schriftstellerischen Tun, in seinen Fantasiespielen mit Kindern in Wiener Parks und über sein soziales Engagement wie Flüchtlingshilfe und Selbsthilfegruppen für Prostituierte sichtbar (von Ameln, Wieser 2014).

Virginia Satir entwickelt in den 50er-Jahren die familientherapeutische Methode der Familienskulptur als Mitglied der Palo-Alto-Gruppe, einer Forschungsgruppe aus Psychiatern, Psychologen und Sozialarbeitern am Mental Research Institute in Palo Alto, Kalifornien. Es wurde teilweise mit den realen Personen der Familie gearbeitet. Durch sprachliche Hinweise der Problembeschreibung der Klienten wurden, mittels räumlicher Anordnungen, körperliche Skulpturen nach- bzw. abgebildet. Anfangs wurde noch den Beschreibungen des Klienten auf sein aktuelles Beziehungssystem mehr Bedeutung geschenkt und noch weniger der räumlichen Anordnung allein. Die kreierte Familienskulptur ermöglichte dem Klienten, sein Problem nonverbal darzustellen und aus den Haltungen der körperlichen Skulpturen Konflikte nachzuvollziehen. Bei der Methode der „Familienrekonstruktion“ wurde von Virginia Satir dann die Mehrgenerationsperspektive hinzugefügt. Auf dieser Ebene erfolgte die prozesshafte Arbeit häufig durch die Methode des Refraiming. Refraiming bedeutet, dass der Klient gegebenenfalls auch die Möglichkeit sieht, seinem Problembild einen neuen Rahmen und eine neue Bedeutung zu geben (Nerin 1989, S. 163 ff.).

Es existieren verschiedene Theorien des Phänomens, wie Prozesse der Einsicht und innerpsychisches Verständnis in einer Aufstellungsarbeit zustande kommen. Mathias Varga von Kibéd bezeichnet es als „repräsentierende Wahrnehmung“ (Varga von Kibéd 2000), früher wurde von ihm auch die Bezeichnung „repräsentierende Gefühle“ gewählt. Für ihn überlagert diese Wahrnehmung die vertrauten Wahrnehmungsformen und gibt zusätzliche (Varga von Kibéd u. Sparrer 2000; Varga von Kibéd 2002).

Albrecht Mahr und Bert Hellinger bezeichnen es als wissendes Feld. Die bisher im deutschen Sprachraum bekannteste sowie umstrittenste Aufstellungsarbeit im deutschen Sprachraum stammt von Bert Hellinger.

Der Verein „Pro Psychotherapie“ sowie die „Deutsche Gesellschaft für Systemische Therapie, Beratung und Familientherapie“ lehnen die „klassische Familienaufstellung“ nach Bert Hellinger, vor allem aufgrund seiner zu hinterfragenden publikumswirksamen Ultrakurzevents sowie seiner Nichtbereitschaft zur fachlich kritischen Diskussion, vehement ab. Der Verein „Pro Psychotherapie“ unterscheidet jedoch, dass Familienaufstellungen positive Auswirkungen haben können, sofern diese „eingebettet in eine Psychotherapie bei einem qualifizierten Therapeuten“ erfolgen. Auch Michael Utsch von der deutschen Gesellschaft für Systemaufstellungen (DGfS) erklärt, dass es darauf ankäme, wer und zu welchem Zweck damit arbeitet, als „diagnostisches Hilfsmittel“ kann die Hellinger'sche Familienaufstellung in erfahrenen Händen hilfreich sein (Deutsche Gesellschaft für Systemaufstellungen (DGfS). Pro Psychotherapie e. V., o. J.).

Das österreichische Bundesministerium für Arbeit, Soziales, Gesundheit und Konsumentenschutz gibt konkrete rechtliche Informationen zum Themenbereich „Aufstellungsarbeit" (sowie zu ähnlich lautenden Angeboten) in der Psychotherapie und dem Einsatzbereich der Beratung, im Coaching oder in der Selbsterfahrung (BMASGK 2005).

1.3.2 Ablauf einer offenen Familienaufstellung

Familienaufstellungen werden meistens in einem Gruppenumfang von 10–20 Personen durchgeführt. Es werden, nachdem das Anliegen der aufzustellenden Person geklärt wurde (meist offen in der Gruppe), vom Klienten Repräsentanten gewählt und im Raum positioniert. Die Stellvertreter werden gebeten z. B. Vater, Mutter, ein verstorbenes Kind usw. zu vertreten, die Stellvertreter werden nach dem Gefühl der Klienten zueinander oder voneinander im Raum positioniert.

Der aufstellende Klient positioniert die Stellvertreter seines Familiensystems aus seiner individuellen Sicht bzw. geleitet durch sein Gefühl. Der Aufstellungsleiter erkennt aus den Wahrnehmungen, welche die Stellvertreter zeigen, welche Wirkfaktoren das System beeinflussen können und welche möglichen Übertragungen auf das Leben des Aufstellenden wirken.

In der offenen Aufstellung stellt der Aufstellungsleiter das System um und schaut, wie es darauf reagiert, das kann nicht genau vorhergesagt werden, sondern beruht auf dem Versuch, eine funktionale Ordnung wiederherzustellen und die Bindung zu stärken sowie positive Änderungen im System zu bewirken. Dem Aufstellenden werden von manchen Aufstellungsleitern Lösungen gezeigt, welche die Ordnung mittels Ritualarbeit zur Ablösung von Übertragungen wiederherstellen sollen.

Lösungen und Interventionen werden in der offenen Aufstellungsmethode von den verschiedenen Aufstellungsleitern auf unterschiedliche Weise behandelt. Die vielen Methoden der Aufstellungen unterscheiden sich vor allem zu Bert Hellingers Haltung im Setting, in der Vorbereitung und in der Nachbetreuung, welche Klienten wenig Mitsprache-, Frage- sowie Gestaltungsrecht einräumt. Hellinger wird eine dogmatische und belehrende Haltung vorgeworfen. Er möchte kaum Informationen über das Anliegen des Aufzustellenden hören, bricht Aufstellung rasch ab und hinterlässt den Aufstellenden mit wenig oder auch ohne Erklärung.

Obwohl Bert Hellinger einen großen Beitrag zur Erforschung von Gewissen und Bindung beigetragen sowie seine grundlegende Ordnung in Familiensystemen entwickelt hat und seine Forschungen einen weitreichenden Einfluss entfaltet haben, wird seine therapeutische Vorgangsweise kontrovers diskutiert.

Aber auch dann, wenn das Setting und die Grundhaltung des Aufstellungsleiters achtsam sind, ist bei der offenen Aufstellung die Wahrscheinlichkeit groß, dass die Repräsentanten persönliche Themen auf das Familiensystem der Person, für die die Aufstellung geführt wird, übertragen (Achleitner 2017).

Neuere Aufstellungsarbeiten von Bert Hellinger nennt Hellinger „Bewegungen der Seele“. Bei dieser Methode bewegen sich die Repräsentanten frei im Raum, die Personen wissen nicht, wen sie vertreten. Es wird nicht gesprochen oder interveniert. Es gibt keine Erklärung oder Bewusstmachung, welche Bedeutung und Informationen die Bewegungen oder Gefühle der Repräsentanten für den Klienten haben könnten.

Die Bewegungen ermöglichen in vielen Fällen tiefgreifende Einblicke zur bewussten und unbewussten Familiendynamik. Durch die fehlende Aufklärung und der damit verbundenen mangelnden kognitiven Verarbeitungsmöglichkeit zeigen sich oftmals Unsicherheit und Zweifel bei Klienten. Ein Klient äußerte sich folgendermaßen: „Es war eine interessante Aufstellung, aber ich weiß nicht, um was es ging, meine Fragen wurden abgewehrt mit der Aussage, lasse es wirken.“ Der Klient fühlte sich jedoch in der „Wirkung“ der Aufstellung nach bereits einem Jahr zunehmend verunsichert und quälte sich mit offenen Fragen. Hier stellt sich die Frage, weshalb Aufklärung und Bewusstmachung den Wirkungen entgegenwirken soll. Zeigt doch die kognitive Verhaltenstherapie wesentliche Erfolge durch Veränderungen in der Wahrnehmung, welche durch Erkenntnis und Begreifen entsteht (Achleitner 2017).

Die unterschiedlichen Betrachtungsweisen, weshalb Aufstellungen eine Wirkung haben, wurden bereits durch A. Mahr, B. Hellinger, Mathias Varga von Kibéd erläutert (Achleitner 2017, S. 14).

Die Stellvertreter treten in Resonanz mit den Personen, die sie vertreten, beziehungsweise, mit dem Familiensystem und mit den Themen der Klienten. Menschen haben die Fähigkeit, ihre Wahrnehmungen auf unterschiedlichste Weise zu zeigen. In Familienaufstellungen reagieren die Stellvertreter gemäß ihrer persönlichen Wahrnehmung und ohne Vorgaben der Aufstellungsleiter auf das entstandene Raumbild. Sie geben – ohne die Personen und deren Familien persönlich zu kennen – Informationen auf das Familiensystem. Dadurch können Rückschlüsse auf das System gezogen und Lösungen entwickelt werden (Weber u. Gross 2000; Varga von Kibéd u. Sparrer 2000).

Diese Lösungen werden oftmals durch das Umstellen von Stellvertretern, Prozessarbeit wie z. B. das Durchführen von Ritualen erzielt (Sparrer 2002a).

Besonders das Testen durch Umstellungen ließ die Autorin der Studie am Ergebnis der offenen Aufstellungsmethode zweifeln, da zu sehr aktiv vom Aufstellungsleiter, möglicherweise richtungsweisend, Einfluss genommen wird.

Schneidhofer (2002) vertritt die Meinung, dass hinter jedem Repräsentanten ein Mensch steckt, der seine ihm selbst zugehörigen Gefühle und Wahrnehmungen nicht immer leicht von repräsentierenden Wahrnehmungen trennen kann.

1.3.3 Die verdeckte Aufstellung nach Achleitner

Die Autorin der Studie entwickelte bereits während ihrer Weiterbildung in der offenen Aufstellung Bedenken, dass die Repräsentanten oftmals persönliche Themen auf das Familiensystem der Person, für die die Aufstellung geführt wird, übertragen

Dennoch arbeitete sie etwa ein Jahr mit der offenen Methode nach Hellinger. In dieser Zeit bestätigten sich ihre Bedenken und die oftmals berechtigt ausgesprochenen Zweifel der Klienten, dass Repräsentanten möglicherweise eigene Annahmen und Bedürfnisse einfließen haben lassen.

Ruppert (2001) meint, dass es eine Anmaßung sei, jede Äußerung eines Stellvertreters mit Gewissheit dem System als zugehörig zu werten.

Auf welche Weise können die oben erwähnten Übertragungen zwischen den Repräsentanten und den der Klienten vorkommen: Hätte z. B. eine Repräsentantin selbst einen Missbrauch erlebt und sie würde „zufällig" in einer offenen Aufstellung mit gleichem Thema als Repräsentantin gewählt, sind ihre eigenen traumatischen Erfahrungen präsent, vor allem dann, wenn das Anliegen des Klienten offen in der Gruppe besprochen wird, was meist geschieht. Wird das Anliegen im Zweiergespräch erläutert, sodass die Gruppe uninformiert bleibt, besteht bei der offenen Aufstellung dennoch die Möglichkeit, dass Klienten, die ja selbst die Repräsentanten wählen, beim Auswählen und Aufstellen der Repräsentanten Bilder oder Skulpturen stellen, die aussagekräftig sind und in der Folge die Stellvertreter entsprechend in ihrer Wahrnehmung beeinflussen.

So könnte ein Klient mit problembehafteter Vaterbeziehung z. B. den Repräsentanten des Vaters bereits beim Aufstellen umdrehen und ihn von der Gruppe isolieren beziehungsweise abseitsstellen. Auch werden bei vielen offenen Aufstellungen die Stellvertreter offen benannt, wie z. B. du vertrittst meine verstorbene Schwester, meine Mutter usw. Dass in solchem Fall die Aufstellungsarbeit häufig zu einem Rollenspiel mutiert, ist unumgänglich. Vergleiche von offenen Aufstellungen mit verdeckten Aufstellungen zeigten meist völlig andere Haltungen, andere Gefühle der Stellvertreter und somit auch andere Erkenntnisse. Die genannten Zweifel, dass die Gefühle der Stellvertreter und die Anliegen der Klienten oft nicht zu separieren sind, leiteten sie 2003–2004 dazu an, die verdeckte Methode der Aufstellungsarbeit zu entwickeln. In der Entwicklung stand die Zielsetzung, die Möglichkeit einer weitgehend verdeckten Aufstellungsform zu ergründen. Unterstützend für ihre Versuche in der verdeckten Aufstellung waren die Thesen der morphogenetischen Felder von Rupert Sheldrake sowie die physikalische Sichtweise von Anton Zeilinger (Zeilinger 2005; Zeilinger 2005a; Sheldrake 2001).

Die Bezeichnung „verdeckte Aufstellung“ wurde von der Autorin erstmals verwendet. Bei Recherchen zu ihrer Publikation im Jahr 2009 „Dem Schicksal auf der Spur“ war die Bezeichnung „verdeckte Aufstellung“ noch unbekannt.

„Verdeckt aufstellen“ bedeutet, dass weder die aufstellende Person noch die Stellvertreter wissen, wen sie vertreten. Das hat den Vorteil, dass die Stellvertreter völlig frei ihren Impulsen folgen können, unbeeinflusst vom Verstand (z. B. Ich bin die Mutter und muss mich also „so und so“ verhalten).

Der genaue Ablauf der verdeckten Aufstellung wird unter Punkt 2.3 genau beschrieben.

Der Vorteil der verdeckten oder unbewussten Aufstellung liegt darin, dass jedes Denken und Beurteilen der Stellvertreter wegfallen. Die Personen wissen ja nicht, für wen sie stehen. Es können daher keine persönlichen Themen und Gedanken einfließen. Jegliches bewusste Wissen ist ausgeschaltet, die Stellvertreter können nur noch ihren Gefühlen folgen. Gefälligkeitsaussagen und die Übertragung persönlicher Themen der einzelnen Stellvertreter werden damit weitgehend vermieden, da sie nicht wissen, wen sie vertreten. Es werden vergleichsweise zur offenen Aufstellung keine Umstellungen vom Aufstellungsleiter vorgenommen. Auf diese Weise kommt es zu unverfälschten Aussagen, welche Klienten verhelfen, Bewusstsein für die Wirkfaktoren im Leben zu erlangen. Hier kommt dem Aufstellungsleiter lediglich die Bedeutung des „Initialzünders“ zu.

Über die natürliche „Gefühls-Telepathie“, Matthias Varga von Kibéd nennt es die „repräsentierende Wahrnehmung“, Albrecht Mahr „das wissende Feld“ und Rupert Sheldrake „das morphische Feld sozialer Systeme“, stehen die Stellvertreter in Resonanz mit der aufstellenden Person (Mahr 2001; Sheldrake 2001; Varga von Kibéd, https://syst.info/ueber-uns, abgerufen 15.10.2018, o. J.).

1.4 Die generationale Ordnung

In der Psychiatrie wie in der Psychoanalyse und in der systemischen Familientherapie spielen Reflexionen und Modellbildungen zur generationalen Ordnung in Familiensystemen eine wichtige Rolle. Eine Unordnung unter den Generationen in der Familie hat eine dysfunktionale Wirkung auf die betroffenen Kinder (Nedopil 2007, S. 239., Thomä und Kächele 2006, S. 413).

Die Folgen, wenn soziale Rollen eine Umkehr erleben, zeigen sich deutlich im Phänomen der Parentifizierung. Wenn Kinder die Rolle eines Elternteils einnehmen, bewirkt dies eine Störung der familiären Hierarchie und der Generationsgrenze. Die Auswirkungen auf das parentifizierte Kind werden von Seiten der strukturellen Familientherapie als schädigend beurteilt (Recke u. Wolter-Cornell 2017).

Raoul Schindler beschreibt die charakteristisch auftretenden Positionen der Gruppenmitglieder innerhalb einer Gruppendynamik, die eine gegenseitige Abhängigkeit voneinander sowie eine gemeinsame Bezogenheit auf ein übergeordnetes Ziel bedingt. Schindler entwickelte ein rangdynamisches Positionsmodell, in dem er vier zentrale Gruppenrollen – Alpha (Leiter), Beta (Stellvertreter oder Experte), Gamma (Mitglied) und Omega (Oponent) unterscheidet (Schindler 2016).

Die familiensystemische Ordnung nach Bert Hellinger entstammt Überlegungen zur archaischen Geschichte des Menschen, die das Phänomen der Hordenbildung als evolutionsbiologische Notwendigkeit in der Stammesentwicklung des Menschen auffasst. Die Anwendung dieser Modellbildung der Rang- und Zugehörigkeitsordnung bewährte sich für die Autorin bei mehr als 3000 Aufstellungen in ihrer Praxis. Klienten, die den Rang verletzten oder familiär bedingt verletzen mussten, fühlten sich meistens ruhig und sicher, wenn im Selbsterfahrungsprozess der Aufstellungsarbeit die Ordnung nach Hellinger aufgezeigt wurde (Hellinger 2002). Charles Darwin sah den Wert einer Gruppe, um effektiver mit Gefahren umzugehen und damit das Überleben zu sichern. Diese Prädisposition wurde selektiert und weitergegeben. Stabile und starke Beziehungen zu knüpfen wurde als Bedürfnis nach Zugehörigkeit betrachtet. Bindung und Gruppenzugehörigkeit sind in den verschiedensten Kulturen als menschliche Grundmotive einzuordnen (Darwin 2012; Darwin 2013).

1.5 Die grundlegende Ordnung in der Tradition nach Bert Hellinger

In der Tradition nach Bert Hellinger (Hellinger 2002) werden in der Aufstellungsarbeit folgende theoretische Grundpositionen angewendet:

- *Zugehörigkeit*: Jedes Familienmitglied hat das gleiche Recht auf Zugehörigkeit, ungeachtet seiner Leistung.
- *Rangordnung*: Die Eltern sind im Rang die Früher-Geborenen. Jedes Kind hat seinen Rang entsprechend seiner Geburt. Ein 1.-geborenes Kind hat seinen Rang, so wie das 2.-geborene Kind seinen Rang hat. Auch ein verstorbenes Kind hat seinen Rang. Wenn es z. B. ein 1.-geborenes Kind und ein 2.-geborenes verstorbenes Kind in der Familie gibt und ein 3.- geborenes Kind nachkommt, dann wird in der Aufstellungsarbeit darauf geachtet, dass jedes Kind seinen Platz erhält. Die Achtung auf Zugehörigkeit jedes Familienmitgliedes wird durch die Achtung des Ranges für verstorbene Kindern sichtbar. Verstorbene Kinder werden ab dem fünften Schwangerschaftsmonat jedenfalls mitgezählt, manchmal auch schon früher. Erfahrungsgemäß zeigt sich in der Aufstellung durch die Haltung der Eltern, ab wann ein verstorbenes Kind mitgezählt werden sollte.
- *Rangverletzungen*: entstehen nicht nur durch das Vergessen verstorbener Kinder, sondern werden oft durch Streit- und Konfliktsituationen der Eltern ausgelöst. Häufig findet in Folge dessen eine „Parentifizierung" statt, d. h. eine Rollenumkehr zwischen Erwachsenem und Kind.

> „Innerhalb dieses Szenarios wird es für die Kinder schwierig oder geradezu unmöglich, sich altersgerecht zu entwickeln und Selbstsicherheit zu gewinnen." (Dietrich u. Hermann o. J.)

- *Bindung*: Das Bedürfnis nach Zugehörigkeit und Bindungsverlangen erlebt das Kind als überlebensnotwendig.
- *Clangewissen*: Fühlt sich ein Mensch nur dann zugehörig und eingebunden, wenn er dem Clangewissen folgt, wird er mit besten Gewissen diesem folgen, zugleich aber einen Verzicht auf eigene Entwicklung erfahren. Der Wirkung des persönlichen und des Clangewissens wird bei der Aufstellungsarbeit besondere Aufmerksamkeit geschenkt.

Das Recht auf Zugehörigkeit trifft auch für Partnerschaften zu, die in einer Lebensgemeinschaft lebten, die jedoch (weil unverheiratet) familiär gesehen, Außenstehende sind. Dabei ist es unbedeutend, ob in einer Partnerschaft Kinder geboren wurden. Das Recht auf Achtung eines Partners wird nach einer Trennung oft geschmälert, wenn die Ehe nicht geschlossen oder keine Kinder geboren wurden. Die Wirkungen bei Ausgrenzungen beziehungsweise bei Nichtachtung von Partnerschaften auf die später geborenen Kinder werden in weiterer Folge eingehend betrachtet.

Hellinger (2002) und Schäfer (2001) betonen, dass die Stabilität einer Ehe bzw. Partnerschaft beeinträchtigt ist, wenn frühere Partner nicht geachtet werden.

Die langjährige Erfahrung der Verfasserin der Studie zeigt, dass ein Kind aus der nächsten Partnerschaft in vielen Fällen innerpsychisch mit dem Leben früherer Partner verbunden scheint. Oft sprechen diese Kinder Empfindungen aus, die nicht in ihr Leben zu gehören scheinen. Ein durch Trennung traumatisierter, abgewerteter Partner kann bewirken, dass sich ein Kind aus der nächsten Partnerschaft vom gegengeschlechtlichen Elternteil ungeliebt fühlt. Andererseits können die Gefühle einer unerfüllten Liebe eines Elternteils durch eine Glorifizierung beim gegengeschlechtlichen Kind zum Ausdruck kommen. In diesem Falle würde z. B. der Vater nicht wissend seine Liebe für eine frühere Partnerin auf die Tochter übertragen und die Tochter verherrlichen. Diese Gefühle sind jedoch meistens nicht sexueller Natur. Die damit einhergehenden fremden Empfindungen und Verhaltensweisen führen zu Konflikten in der Paarbeziehung. Indem wie im obigen Beispiel die Mutter in ihrem Rang verletzt wird, kommt es zur Rivalität zwischen Mutter und Tochter.

Das Kind versucht offenbar in den beiden oben geschilderten Situationen sowohl in der „positiven" sowie in der „negativen" Gefühlserbschaft die emotionale Lücke des Vaters zu füllen, ohne sich dessen bewusst zu sein. Selbstverständlich trifft dies vice versa auf eine Mutter/Sohn- Beziehung zu. Eine positive Gefühlserbschaft äußert sich durch eine Übertragung von Liebesgefühlen von einem Elternteil auf das Kind. Negative Gefühlserbschaft zeigt sich oft durch abwertende Verhaltensweisen, Desinteresse, Rivalität und Gewalt des gegengeschlechtlichen Elternteils gegenüber einem Kind und in weiterer Folge seitens des Kindes gegen den Elternteil. In beiden Situationen, ob durch positive oder negative Übertragung, wird das Kind in seiner persönlichen Autonomie erheblich eingeschränkt.

In vielen Fällen sind die Folgen der Übertragungen jedoch nicht so mild wie in den beiden oben erwähnten Darstellungen. Wie drastisch sich verbitterte, enttäuschte und glorifizierte frühere Partner auf die Kinder der nächsten Partnerschaft auswirken können, wird aus den ausgewählten Fallvignetten dieser Studie wahrnehmbar.

In der vorliegenden Fachliteratur der Bindungsforschung sowie in der Psychiatrie und Psychotherapie konnte die Autorin trotz eingehender Recherchen keine Beachtung von Übertragungen früherer Partner bei Störungen in der Entwicklung des Kindes durch Übertragungen früherer Partner finden. Brisch spricht von Traumatisierungen, bezieht diese jedoch auf die Erfahrungen des Kindes mit den Eltern oder anderen Tätern. Obwohl die Frage, wann Bindungspersonen in Familien zu Tätern werden, wissenschaftlich breit gefächert untersucht worden ist, ist bei genauerer Analyse eindeutig sichtbar, dass etwaige psychische Repräsentationen früherer Partner auf die Kinder nachfolgender Beziehungen nicht hinterfragt wurden (Brisch 2015).

Der Fokus vieler Therapien liegt vorwiegend in der Annahme, dass es sich bei einer problematischen Entwicklung um entwicklungsbedingte Störungen des Kindes aus der Säuglings-, Kindergarten-, Schul- sowie Jugendzeit handle, dass kritische Kind-Elternbeziehungen in der ödipalen beziehungsweise der Electra-Phase des Kindes nicht abgeschlossen wurden oder dass es sich bei Vater/Mutter-verliebten Kindern lediglich um eine überstarke Bindung der Tochter an den Vater bzw. der Mutter an den Sohn handelt.

Die Erfahrungen der Autorin zeigen jedoch, dass nach genaueren Recherchen im Leben der Eltern die Ursachen für Störungen in der Entwicklung des Kindes oftmals in einer ungelösten beziehungsweise in einer einseitig gelösten Trennung eines Elternteils ihren Ursprung haben. Dass der verlassene und nicht geachtete, oftmals sich abgewertet fühlende, frühere Partner wütend und verbittert zurückblieb und dass diese Kränkung und Wut nicht selten als Gefühlserbschaft auf ein Kind wirken. Aber nicht nur Kränkungen haben ihre Wirkung, sondern auch Trennungen durch den Tod oder wenn aus anderen Gründen eine Liebe unerfüllt blieb, gelingt es den Zurückgebliebenen oftmals nicht abzuschließen und die Trauer und der Verzicht werden zur Glorifizierung. In welcher Weise sich die Erfahrungen mit verbitterten, enttäuschten oder glorifizierten früheren Partnern auf die Kinder der nächsten Partnerschaft auswirken können, wird in dieser Studie anhand exemplarischer Fallvignetten untersucht.

C. G. Jung gebrauchte die Bezeichnung „Electra Phase“ für die weibliche Analogie des Ödipus-Komplexes, wenn die Tochter eine überstarke Bindung zum Vater und gleichzeitig eine Ablehnung oder Feindseligkeit gegenüber der Mutter erlebt. Der Sohn verliebt sich in der ödipalen und phallischen Phase in die Mutter und rivalisiert sich mit dem Vater, so wie die Tochter um die Gunst des Vaters buhlt (Jung 1913).

Diese Phasen sind entwicklungsbedingt und etwa zwischen dem 3.–6. Lebensjahr natürlich. Sie können dann gut abgeschlossen werden, wenn das Kind Mutter und Vater als Liebesobjekt aufgibt (Stierlin 2007).

Die Trennungsquoten (Scheidungen) in Deutschland haben zwischen 2004 und 2005 ihren Höchststand erreicht und sind seit 2015 leicht rückläufig (Statistisches Bundesamt 2018). Gerade deshalb ist es von Bedeutung, die möglichen Kränkungen und Traumatisierungen, die für meist einen Partner entstehen können, wahrzunehmen und Trennungen neu zu kultivieren. Die heutige Patchworkfamilie zeigt bereits eine große Entwicklung im Umgang und in der Zusammenführung von Halbgeschwistern. Es war früher nicht unüblich, dass sich Väter nach einer Trennung auch von ihren Kindern trennten, oft deshalb, weil die neue Partnerin die erste Familie ablehnte. In extremer Weise erlebten dieses moralische Unrecht uneheliche Kinder. Kontaktabbruch entstand aber auch deshalb, weil Kinder von einem Elternteil durch seine erlittenen Kränkungen gegen den anderen Elternteil verhetzt wurden. Diese Kinder leben meist die Ablehnung des verlassenen Elternteils weiter und lehnen ein Kennenlernen mit dem anderen Elternteil aus Solidarität mit dem verlassenen Elternteil ab. Halbgeschwister kannten sich häufig nicht, weil ein Elternteil verbittert zurückblieb und das neue System verachtete. Die neuen Partner förderten eine Zusammenführung der Kinder überwiegend nicht, im Gegenteil, die Ausgrenzung und manchmal sogar Verachtung gegenüber dem früheren Familiensystem wurde oft durch die neue Partnerschaft noch intensiver und verschlimmerte die Wut des verlassenen Partners. Die Geschwister lebten nicht selten im selben Dorf, durften aber nicht miteinander sprechen. Das Kind steht z. B. im Dorfladen neben seinem Vater, beide beachten sich nicht, obwohl sie voneinander wissen. Welche Ächtungen und Ausgrenzungen gesellschaftlicher und rechtlicher Natur uneheliche Kinder und deren Mütter zurückliegender Generationen erlitten, kann die folgende Darstellung zur sozialen Lebensrealität aus dem Jahr 1919 wiedergeben.

> „Wenn es immer noch Anstalten gibt, die ihre Pforten nur den ‚unbescholtenen' Müttern, den ehelichen Kindern öffnen, so sind das Überreste einer roheren Auffassung, die wohl bald ganz geschwunden sein werden. Die Sozialversicherung kennt keinen Unterschied mehr zwischen ehelichen und unehelichen Müttern, die Reichsverfassung vom August 1919 gewährleistet dem unehelichen Kind volle Entwicklungsmöglichkeiten. Die besondere Lage der unehelichen Mutter und ihres Kindes begründet und rechtfertigt aber noch einige ausschließlich zu ihrer Wohlfart getroffene Hilfsmaßregel, die im Folgenden behandelt werden sollen.
> Während von ganz traurigen Ausnahmefällen die eheliche Schwangere und Wöchnerin ein Dach über ihrem Haupte hat und mit einem gewissen Maße von Sorge und Pflege seitens ihrer nächsten Angehörigen rechnen darf, während das zur Welt gekommene Kind an seinem Vater in der Regel einen gutwilligen Ernährer findet wird die uneheliche Mutter aus dem Haus gewiesen, umher gestoßen und geächtet, ihr Kind unter dem Druck dieser Ächtung oft genug von ihr selbst verlassen, von dem unterhaltspflichtigen Erzeuger unter tausend Listen und Schlichen um sein gutes Recht betrogen und so durch Schande und Elend frühem Tode, Verwahrlosung oder freudlosem Leben zugetrieben. So sieht das Schicksal dieser Mütter und Kinder

aus, wenn man den traurigen Einzelfall ins Auge fasst. Wir fragen hier wiederum, wie sich die Summe dieser Einzelschicksale im gesamten Volksleben widerspiegelt. Über die rechtliche Lage des unehelichen Kindes lässt sich hier nur das wichtigste kurz sagen. Das uneheliche Kind ist ein Kind ohne väterliche Familie, nach dem Wortlaut des §1589 Abs.2 des B.G.B gelten ein uneheliches Kind und dessen Vater als nicht verwandt. Die Mutter und der mütterlichen Familie gegenüber befindet sich das Kind in der rechtlichen Stellung eines ehelichen Kindes, es trägt ihren Namen, hat ihnen gegenüber Erbrecht und allen übrigen aus der Verwandtschaft sich ergebenden Rechte und Pflichten. Dem unehelichen Vater steht keinerlei Recht an der Person oder dem Vermögen des Kindes zu, und seine Pflichten sind in der Regel auf die Gewährung des Unterhalts bis zum vollendeten sechzehnten Lebensjahr des Kindes beschränkt. Dieser Unterhalt ist dem Stande der Mutter entsprechend anzusetzen und in vierteljährlichen Raten im Voraus zu entrichten.“ (Engel u. Baum 1927, S. 216)

Die zitierte Gesetzeslage gegenüber Frauen und unehelichen Kindern mag aus heutiger Sicht erschreckend sein. Jedoch wirken übernommene und aus vergangenen Zeiten stammende, ausgrenzende Verhaltensweisen gegenüber unehelichen Kindern und Müttern noch in vielen nachkommenden Generationen weiter und sind bis heute nicht ausgemerzt. Die Auswirkungen, die durch diese Ausgrenzungen auf die Kinder der nächsten Partnerschaft, also auf die Halbgeschwister entstehen, werden meist in der therapeutischen Praxis nicht beachtet. Die Einblicke der Autorin auf die Wirkungen der generationsübergreifenden Verhaltensweisen und den daraus entstehenden familiären Tragödien sind aus gesundheitswissenschaftlicher Sicht alarmierend, die zu Grunde liegenden Familienkonflikte reichen oftmals viele Generationen zurück. Dass heute die meisten Väter für ihre Kinder nicht nur der Zahlvater sein möchten, ist ein Zeichen der Wandlung, dass sich jedoch noch immer viele gekränkte Frauen in Ablehnung zu den Vätern stellen, zeigen die heute in Österreich zahlreichen Prozesse um Besuchsrechte. Die Achtung der Kinder aus früheren Partnerschaften oder Ehen ist heutzutage in Österreich überwiegend gegeben. Die Achtung des früheren Partners ist hingegen noch entwicklungsbedürftig. Diese Achtung müsste vor allem von dem, der die Partnerschaft verlassen hat, gelebt werden. Wenn dies vielleicht in der Trennungsphase durch gegenseitige Vorwürfe erschwert wird, könnte eine therapeutische Begleitung hilfreich sein und das Abklingen der Wut und die Bereitschaft zur Aussöhnung beim Verlassenen begünstigen, vorausgesetzt der neue Partner, der oftmals der Trennungsgrund war, schließt sich dieser Achtung an. Wird hingegen der frühere Partner nicht geachtet, sondern abgewertet, indem über ihn schlecht gedacht und gesprochen wird, wird der Zorn des Verlassenen weiter geschürt und zumindest ein Kind der neuen Partnerschaft kann damit eine

Belastung erfahren. Immer öfter werden Partnerschaften trotz langjähriger Beziehung via „WhatsApp“ ohne viel Erklärung beendet[1] oder es wird fast fluchtartig das gemeinsame Heim verlassen, um rasch beim nächsten Partner anzukommen. Aufarbeitung wird zunehmend vermieden, es werden kaum klärende Gespräche geführt und zumindest ein Partner bleibt mit vielen offenen Fragen und irrationalerweise mit Schuldgefühlen zurück.

---

1 https://www.parship.de/presse/presse-meldungen/2019/parship-wissen-schatz-es-ist-aus-jeder-fuenfte-single-wurde-bereits-per-kurz-nachricht-vom-partner-verlassen/

2 Methodik

2.1 Forschungsfragen

1. In welcher Weise wirken die psychischen Repräsentationen früherer PartnerInnen der Eltern auf das Leben der Kinder aus der nächsten Partnerschaft?
2. Können diese möglichen Wirkungen durch die verdeckte Aufstellungsmethode erkannt und durch professionelle Intervention verändert werden?

2.1.1 Hypothese

Traumatische Trennungserlebnisse und ungelöste Konflikte einer früheren Partnerschaft, unabhängig ob die Eltern in einer losen Beziehung, Lebensgemeinschaft oder Ehe leben, können sich als belastende Gefühlserbschaft auf das Leben der Kinder der nächsten Partnerschaft auswirken.

2.2 Forschungslücke

Das Projekt ist theoretisch interessant, weil es hierzu keine relevanten Forschungsergebnisse gibt. Therapeuten und Eltern können Leid, Zeit und Geld zur Erforschung von oft nicht erkannten Übertragungen vermeiden, wenn sie bei einer Kombination aus den folgenden Anzeichen aufmerksam werden, da diese Anzeichen einen Hinweis auf eine mögliche konfliktbelastete Übertragung darstellen:

- Wenn über die entwicklungsbedingte Rivalität hinaus eine unübliche Rivalität zwischen dem Kind mit dem gleichgeschlechtlichen Elternteil herrscht.
- Wenn sich das Kind oft trotz Liebe und Fürsorge ungeliebt und ausgegrenzt fühlt.
- Wenn das Kind die Position des gleichgeschlechtlichen Elternteils einnehmen möchte.
- Wenn ein Elternteil das gegengeschlechtliche Kind gegenüber dem Partner bevorzugt, beziehungsweise der Vater über die gesunde Elternliebe hinaus eine übertriebene Liebe und Aufmerksamkeit der Tochter schenkt oder die Mutter dem Sohn.

- Wenn das gegengeschlechtliche Kind eine übertriebene Anhaftung zu einem Elternteil erlebt und eine entwicklungsbedingte Ablösung nicht möglich ist.
- Wenn unverständliche oder nicht in das Leben des Kindes gehörige Vorwürfe gegenüber dem gegengeschlechtlichen Elternteil ausgesprochen werden.
- Wenn ein Kind extreme Aggressionen und Rivalität gegen den gleichgeschlechtlichen Elternteil zum Ausdruck bringt.

Für die Forschungsfrage eignet sich Einzelfallforschung mit Inhaltsanalysen, die aus Transkripten der Aufstellungsseminare der eigenen Praxis resultieren. Diese Texte werden anonymisiert und verfremdet dargestellt. Der Theoriezugang ist systemisch-analytisch und als Methode wird die verdeckte Aufstellung angewandt. Als Datengrundlage werden die protokollierten Texte mit den Aussagen, die Haltung sowie die Emotionen der Teilnehmer, die anhand der verbalen und nonverbalen Kommunikation erhoben wurden, herangezogen. Diese Texte werden während der Aufstellung dokumentiert und zunächst direkt in der Aufstellung analysiert, für die vorliegende Studie erfolgte eine sekundäre weiterführende Analyse in der Auswertung der Protokolle. Verbale Äußerungen der Stellvertreter werden vollständig protokolliert. Die Falldarstellung enthält die Fragestellung, das Problem des Klienten sowie die Ergebnisse der Aufstellung (Mitschrift während der Aufstellung) und die Analyse des Aufstellungsleiters.

> „Reflektierter Fallbericht: Die erworbenen Informationen einer Aufstellung begründen sich einerseits auf den Kernaussagen der Stellvertreter, die von Klienten meistens als richtig empfunden werden, und auf die systemische Analyse des Aufstellungsleiters. Die Falldarstellungen werden regelmäßig in fachkundiger Supervision reflektiert, um die Reliabilität zu prüfen. Während der Aufstellung ist die geschulte subjektive Wahrnehmung als Informationsquelle wichtig. Dies erfordert ein sich stetes Einfühlen und Einschwingen auf die körperlichen und emotionalen Zustände der Stellvertreter und der Klienten. Dieses intensive Eingehen erfordert, abwechselnd Distanz und Nähe einzunehmen, um den Weitblick auf das Familiensystem bewahren zu können. Das Pendeln zwischen Kopf und Bauch zählt in der Aufstellungsarbeit zu einer wesentlichen Haltung, die mit einer gleichschwebenden Aufmerksamkeit verfügbar wird.“ (Achleitner 2017, S. 6)

Die Haltung in der Arbeit wird von der Methode nach Michael Balint beeinflusst.

„Diese Technik zeichnet sich durch selektive Aufmerksamkeit bzw. selektive Vernachlässigung aus. Obwohl in der Theorie der Arzt nichts übersehen sollte, alles hören sollte, muss er auch imstande sein, seine Beobachtungsgabe so zu entwickeln, dass er im Laufe der Zeit mit unfehlbarer Sicherheit erkennt, welches der wunde Punkt ist, wobei er niemals vergessen darf, dass er eine Auswahl getroffen hat und gewisse andere Mitteilungen vernachlässigt hat." (Balint 1976, S. 107–124)

„Es erfordert ein hohes Maß an Empathie, das Gehörte und Gefühlte zuzuordnen, manchmal verwirrende Aussagen zu verstehen und sie einzubeziehen. Um in das Lebensgeflecht eines Menschen hineinzuschauen, muss die Bereitschaft da sein, ihn zu fühlen.
Wenn in der nachfolgend geschilderten Aufstellungsarbeit von Aufstellenden und Klienten gesprochen wird, sind damit Personen gemeint, die ein Thema bzw. Anliegen haben. Dieses Anliegen wird durch eine im Gespräch erarbeitete Frage, ausgerichtet auf Informationsgewinn über mögliche Wirkfaktoren und denkbare Lösungen, vom Aufstellungsleiter begleitet und betrachtet." (Achleitner 2017, S. 6)

2.3 Vorgangsweise und Ablauf der verdeckten Aufstellung nach Achleitner

Die stellvertretenden Personen werden vom Aufstellungsleiter in einer Gruppe von etwa 10–15 Personen einzeln ausgewählt. Die Personen wissen nicht, für wen sie aufgestellt werden bzw. wen sie vertreten. Die Zahl der Stellvertreter hängt vom Bedarf des jeweiligen Klienten ab.

Der Aufstellungsleiter stellt sich hinter die ausgewählte, stellvertretende Person, berührt diese an der Schulter und benennt sie still in Gedanken mit ihrem Namen, z. B. „Du vertrittst während der Zeit der Aufstellung den Vater." Dann bekommt die Person eine verschlossene Karte mit dem Namen der Person, die sie vertritt, in die Tasche gesteckt. Diese Namenskarten dienen der späteren klaren Identifizierung der Stellvertreter. Nur die Aufstellungsleiterin weiß, wen die Stellvertreter vertreten. Die Stellvertreter werden, nachdem sie alle im Kreis aufgestellt wurden, mit den folgenden Worten angeleitet: „Spürt euren Körper und nehmt euer Interesse für Personen wahr, geht mit euren Bewegungen mit, alles was ihr spürt und wahrnehmt, ist wichtig, lasst euch führen, geht dahin, wo euer größtes Interesse ist. Wer müde ist, kann dies zeigen, aussprechen oder sich auf den Boden setzen."

Zumeist sind 7–12 Stellvertreter in einer Aufstellung. Die Stellvertreter werden informiert, dass sie in der Aufstellung jedes Geschlecht, also Frau oder Mann, vertreten können.

Der Klient selbst wird am Beginn ebenfalls von einem Stellvertreter vertreten.

Währenddessen beobachtet der Klient mit dem Aufstellungsleiter die Bewegungen und Äußerungen der stellvertretenden Personen, ohne noch zu wissen, wen die Personen vertreten. Die gewählten Vertreter werden nach einer kurzen Phase des Einspürens nach Veränderungen ihrer Wahrnehmung befragt. Die Stellvertreter äußern sich unterschiedlich, viele sprechen frei aus, was sie fühlen und denken, andere wieder signalisieren eher durch Körperhaltung, Blickrichtung oder emotionale Reaktionen ihr Befinden.

Wahrnehmungen können dabei ähnlich wie bei offenen Aufstellungen sein:

- Veränderungen im Körperempfinden wie Wärme, Kälte, körperliche Schwere, Zittern, Empfindungen von Zugehörigkeit, Distanz, Nähe zu anderen Vertretern im System
- plötzliche Antriebe, die Position im System räumlich verändern zu wollen
- unerwartete Gedankengänge und Aussagen in Bezug auf das aufgestellte System
- Emotionen wie Ärger, Ängste, Erleichterung, Unruhe, Erwartungen, Weinen, Traurigkeit

Jedoch wird an die Vertreter keine Erwartung herangetragen, in irgendeiner Weise ein Ergebnis oder eine Leistung zu erbringen.

Die Aussagen der Stellvertreter werden sofort protokolliert und in Bezug zur Thematik bzw. Fragestellung des Klienten analysiert. Die Aufstellung wird solange verdeckt geführt, bis sich eine Kernaussage der Aufstellung zeigt.

Dann wird der Klient selbst in die Aufstellung gebeten, in der Zwischenzeit war der Klient nur Beobachter. Der Klient weiß noch nicht, wen die Stellvertreter repräsentieren und sucht für sich die Personen, die für ihn von Interesse sind. Der Klient selbst hat genügend Zeit, um alle Gefühle zu äußern. Auch diese Aussagen und die etwaigen Veränderungswünsche werden protokolliert.

Die Aufstellung wird geöffnet, wenn sich eine deutliche Dynamik bzw. Kernaussage in der Aufstellung gezeigt hat.

In dieser zweiten Phase der Öffnung werden die Aussagen der Stellvertreter und des Klienten mit der Analyse des Aufstellungsleiters besprochen. Mögliche Übertragungen sowie die Lösungen bzw. Hilfestellungen für den Klienten werden noch während der Aufstellung im Gespräch bewusstgemacht (Achleitner 2017).

3 Fallvignetten

3.1 Fallvignette 1

Die ausgewählte Fallvignette betrifft die Unsicherheit und Ängste einer Mutter um ihren 28-jährigen Sohn, der von Misserfolgen verfolgt wird.

3.1.1 Reflektierter, anonymisierter und verfremdeter Fallbericht

Die diktierte Aufzeichnung erfolgte unmittelbar nach dem Beratungsgespräch. Die Familienaufstellung wurde während der Aufstellung großteils sofort protokolliert. Die Positionierungen und Bewegungen der Stellvertreter wurden aufgezeichnet.

3.1.2 Einleitung und erstes Beratungsgespräch

Frau L, die Mutter des 28-jährigen Andreas, kam in großer Sorge um ihren Sohn zum ersten Beratungsgespräch.

Sie möchte wissen, wie sie ihrem Sohn helfen kann, weil er seit jeher vom Pech verfolgt sei. Sie lebt derzeit in Angst vor seiner nächsten Pleite. Ihr Sohn wird in Kürze nach einem 4-jährigen Auslandsaufenthalt wieder nach Österreich kommen. Er habe wieder eine neue Geschäftsidee, die er rasch realisieren möchte, dazu benötigt er für einen höheren Bankkredit die Bürgschaft der Eltern. Die Klientin hat bereits zwei Pleiten mit ihrem Sohn erlebt und zuletzt vor einigen Jahren seine Insolvenz mitgetragen. Durch diesen Konkurs ist auch sie in große finanzielle Schwierigkeiten geraten, sie leidet noch immer unter der Zahllast und wäre nun in einem Jahr wieder schuldenfrei. Der Sohn ging ins Ausland, um mehr Geld zu verdienen, und hat, wie sie entschuldigend meinte, immer wieder Geld nach Hause geschickt und eigentlich den Großteil der Schulden selbst bezahlt. Die Klientin fühlt sich zerrissen zwischen dem Pflichtgefühl ihrem Sohn zu helfen und dem Wunsch kein weiteres Risiko eingehen zu wollen. Der Mann und Vater ist ohnedies dagegen, er vertraut seinem Sohn nicht und vertritt die Meinung: Was er auch anfängt, er hat einfach keine Hand für ein Geschäft. Er soll einen soliden vernünftigen Job annehmen, immerhin hat er ja wenigstens eine gute handwerkliche Lehre abgeschlossen. Der Vater bezeichnet den Sohn als größenwahnsinnig. Die Klientin hat das Gefühl ihren Sohn im Stich zu lassen, wenn sie ihn nicht weiter unterstützt.

Andererseits sei ihre Ehe gefährdet, denn ihr Mann droht mit Trennung, wenn sie eine Bürgschaft unterschreibt. Auf die Frage, ob ihr Sohn ihren Konflikt kennt und respektiert, meint sie verzweifelt: „Ich bringe es nicht über das Herz, es ihm zu sagen, er ist so zuversichtlich und überzeugt von seinem Vorhaben. Er ist ohnedies schon sehr traurig, weil sein Vater nie an ihn geglaubt hat, wenn nun auch ich an ihm zweifle, dann ist es ganz aus mit ihm. Da bekomme ich Angst, dass er sich was antut. Ich fühle mich fast verpflichtet und verstehe nicht, warum ich nicht nein sagen kann." Die Klientin berichtet, dass ihr Sohn schon immer viel Geld verdienen wollte, er habe ein Faible für tolle Autos und Luxus. „Wir waren ihm immer zu spießig und er meinte, sein Vater hätte viel mehr aus seinem Leben machen können, wenn er sich selbstständig gemacht hätte." Auf die Frage, ob sie selbst an den Erfolg ihres Sohnes glauben kann, verneint sie heftig und begründet dies mit den Worten: „Er hat einfach nicht das Zeug zum Geschäftsmann, das spürte ich schon bei seiner ersten Firma.

Er ist schon immer mein Sorgenkind gewesen, die vielen Streitereien mit seinem Vater waren nervenaufreibend. Ich hatte immer das Gefühl, dass ihn mein Mann nicht für voll nimmt und klein hält. Schon als Kind kämpfte er um die Anerkennung des Vaters, aber leider kann mein Mann nicht loben. Wenn er eine Drei auf eine Schularbeit schrieb, sagte er, warum keine Eins. Es war zermürbend und Andreas wurde immer aufsässiger und aggressiver gegen seinen Vater. Ich glaube, er will es seinem Vater mit aller Gewalt beweisen, und dafür tut er alles. Oft habe ich den Eindruck, er kämpft mit seinem Vater, er will mehr sein als er. Schon als Kind wollte er nach Streitigkeiten zwischen meinem Mann und mir stets, dass ich mich scheiden lasse, er meinte einmal: „Wir brauchen ihn nicht, ich bin ja da." Auf die Frage, ob es auch gute Phasen zwischen Vater und Sohn gab, sagt sie: „Ich kann mich nicht erinnern. Mein Mann sagte sogar schon kurz nach seiner Geburt: ‚Der kommt nicht nach mir, da werden wir zuschauen müssen, dass was wird aus ihm.'" Die Klientin hat das Gefühl, dass ihr Mann den Sohn von Beginn an ablehnte. Auf Fragen zum Familiensystem, ob es männliche Personen gab, z. B. Großväter, die Verluste erlitten haben oder wenig Erfolg hatten, ob es benachteiligte oder ausgegrenzte Personen gab, berichtete sie, dass alle aus einem guten Bauernstand stammen und sehr fleißige und aufrechte Menschen waren. Sie schüttelt wieder den Kopf mit den Worten: „Er ist so anders, wir sind alle so bodenständig."

Die Frage „Wer war das schwarze Schaf in der Familie?" führte zum Ziel. Die Klientin bekam einen roten Kopf und meinte: „Nun, das war eigentlich ich, weil ich schon sehr jung mit 17 Jahren schwanger wurde und der Vater des Kindes im Dorf nicht angesehen war, trotzdem habe ich ihn geheiratet, obwohl mir mein Vater abgeraten hat. Im dritten Lebensjahr meiner Tochter habe ich die Scheidung eingereicht und meinen Mann geheiratet. Als ich 23 Jahre alt war, wurde Andreas geboren." Auf Fragen zu ihrem ersten Mann reagierte sie erst unwillig mit den Worten: „Über den möchte ich gar nicht mehr reden."

Nachdem sie über die möglichen Wirkungen und Übertragungen früherer Partner informiert wurde, ahnte sie, wie sie sagte, Schlimmes. Sie könne zwar noch immer nicht verstehen, was ihr erster Mann mit Andreas zu tun haben sollte, denn sie sind doch nicht verwandt, aber sie berichtete Folgendes: Der erste Mann war ein Schuldenmacher, er schaffte nichts im Leben, er hat sie betrogen und nebenbei heimlich eine zweite Familie gegründet. Mit dieser Frau hat er ein Kind und eine Firma aufgebaut, die Klientin wusste davon nichts. Die Klientin wurde belogen, sie unterschrieb Bürgschaften, weil sie ihr Mann ständig unter Druck setzte, indem er ihr androhte, sich zu erhängen, wenn sie ihn im Stich lässt. Ihre letzte Rettung war, wie sie meinte, ihr neuer Mann. Er hat ihr aus dem Dilemma herausgeholfen, ohne ihn hätte sie nicht mehr weitergewusst. Er hat ihr geholfen, die vielen Schulden, für die sie bürgte, zu bezahlen. Die Klientin wurde äußerst emotional, während sie berichtete und schlug mit der Faust auf den Tisch mit den Worten: „Das darf nicht sein, dass mein Sohn da etwas mittragen muss."

Die in der Beratung erstellte Hypothese, dass der Sohn eine Übertragung mit dem ersten Mann erleben könnte, wurde von der Klientin vorerst für völlig unmöglich gehalten, denn sie hat jeglichen Kontakt zum ersten Mann abgebrochen. Sie habe dafür gesorgt, dass ihr erster Mann kein Besuchsrecht erhält, weil er nicht vertrauenswürdig ist und eine Zeit sogar einfach untergetaucht war. Sie habe völlig abgeschlossen mit ihm und will davon nichts hören. Die Klientin wirkte verärgert, sie war nicht interessiert, an einer Familienaufstellung als teilnehmende Beobachterin zur Vorbereitung für eine mögliche eigene Arbeit teilzunehmen. Die Therapeutin hatte den Eindruck, dass sie irritiert und enttäuscht aus der Praxis ging.

Erstaunlicherweise meldete sich Frau L. dennoch, ohne ein weiteres Gespräch zu führen, sechs Wochen später zur Aufstellung als teilnehmende Beobachterin an.

3.1.3 Teilnahme als Beobachterin

Die teilnehmende Beobachtung dient der Vorbereitung für eine eigene Aufstellungsarbeit. In diesem Gruppensetting können Klienten die Arbeitsmethode kennenlernen, jedoch noch keine eigene Arbeit durchführen. Darüber hinaus kommen sie oftmals durch die Themen der anderen Teilnehmer mit eigenen, noch fremden Anteilen in Berührung. Weiter erkennen Klienten, welche Recherchen möglicherweise noch nötig sind, um eine eigene Arbeit durchführen zu können.

Frau L. kam in Begleitung ihrer Tochter aus der 1. Ehe zum Zweitagesseminar. Da die Tochter selbst in einem pädagogischen Beruf tätig ist, wollte auch sie die Arbeit kennenlernen. Die Klientin meinte in einem

Vieraugengespräch vor Beginn des Seminars, dass sie nach unserem ersten Gespräch tagelang schlecht geschlafen hatte, weil sie spürte, „dass da was Wahres dran sein könnte“. Sie berichtete, dass sie schon oft die Gedanken hatte, dass ihr Sohn ihrem ersten Mann im Verhalten in Gelddingen ähnlich sei, diese Gedanken aber mit der Begründung, dass dies auf Grund der Nicht-Verwandtschaft gar nicht möglich sei, beiseiteschob. Sie bedauerte, dass sie, wie sie meinte, so konfus weggegangen ist, und sei jetzt schon sehr neugierig, wie die Aufstellungen ablaufen würde.

Die Klientin und ihre Tochter konnten sich in der Gruppe sehr gut integrieren und wirkten mehrmals als Stellvertreterinnen bei Aufstellungen mit. Frau L. entschied sich bereits nach dem ersten Seminartag für einen Termin zur eigenen Aufstellung in 9 Wochen. Es wurde ein weiterführender Gesprächstermin in 3 Wochen vereinbart.

3.1.4 Zweites Beratungsgespräch

Frau L. recherchierte zwischenzeitlich auch in der Familie ihres Mannes und vermutete, dass es auch hier Gründe für die Misserfolge ihres Sohnes geben könnte. Ihr Schwiegervater, der Vater ihres Mannes, musste mit seinen Eltern als Kind aus der seinerzeitigen Tschechoslowakei flüchten. Die Familie war in Tschechien sehr angesehen und vermögend, da sie erfolgreich eine große Firma mit vielen Mitarbeitern führte. Nach ihrer Flucht kamen sie völlig mittellos in Österreich an. Der Mann der Klientin erinnerte sich, wie sehr sein Vater gelitten hat, weil es dessen Vater (Großvater des Mannes) sehr schlecht ging. Die Besuche bei den Großeltern hat ihr Mann in trauriger Erinnerung. Der Großvater erzählte stets die Geschichten seines Vaters, was sie alles verloren hatten, und er konnte sich so wie sein Vater nie mit den Verlusten und dem Gefühl „wie Hunde verjagt geworden zu sein“ abfinden. Der Hass auf die Tschechen war unendlich groß und wirkt noch heute auf ihren Mann. Der Großvater träumte immer davon, einen Metzgerladen in Österreich aufzumachen, weil es seinen Vater freuen würde, der seinerzeit in der Tschechoslowakei auch auf diese Weise zu Vermögen gekommen war. Leider fehlten ihm die finanziellen Mittel. Der Mann der Klientin betonte stolz, „denn Schulden machen, das gab es nicht in unserer Familie“. Frau L. meinte, dass dieses Trauma „alles verloren“ wahrscheinlich auch auf ihren Mann weiterwirkt, denn er konnte seine Trauer, die er bei seinen Erzählungen spürte, nicht unterdrücken und musste immer wieder heftig weinen. So habe sie ihren Mann noch nie gesehen, meinte sie ergriffen. Die Klientin war nun überzeugt, dass die Vertreibung der Familie ihres Mannes auf ihren Sohn wirkt und nicht ihr erster Mann. Dies begründete sie auch damit, dass eigentlich auch ihr Mann selbstständig mit einem eigenen Geschäft arbeiten wollte, aber Angst vor Misserfolgen hatte und Sicherheit bevorzugte. Dies machte ihm der Sohn auch zum Vorwurf, denn wie er oft meinte, hätte der Vater ja viel mehr aus seinem Leben machen können. Auch die Autorin und Beraterin kann der Vermutung, dass eine mögliche generationsübergreifende Identifikation auf den Sohn wirkt und ihn anleiten könnte, die Geschichte zu wiederholen und diese ausgleichen zu wollen, beipflichten. Dies würde bedeuten, dass der dringliche Wunsch des Großvaters und des Vaters, ein eigenes Geschäft zu führen und damit wieder Wohlstand zu erlangen und so für Entlastung und Heilung des erlittenen Schadens in der Familie zu sorgen, auf Andreas übertragen worden ist. Auch wenn in Anbetracht des Traumas in der Familie des Mannes die mögliche Verbindung zum ersten Mann für die Klientin plötzlich weniger wahrscheinlich erschien, wurde vereinbart, dass dennoch zur Absicherung alle in Frage kommenden Personen aufgestellt werden.

3.1.5 Aufstellung

Für die Aufstellung wurden jene Personen aufgestellt, die eine mögliche Wirkung auf Andreas haben könnten. Wir wählten folgende Personen für die Aufstellung aus der Position von Andreas aus, die Kurzform der Benennung wird bei den Skizzierungen angeführt.

Die Aufstellungsleiterin	kurz: AL
Andreas	kurz: AND
Urgroßvater (GV des Vaters) alles verloren	kurz: UGV
Der Großvater, der V. d. V. geflüchtet als Kind	kurz: GV VDV
Der Vater	kurz: V
Die Mutter	kurz: M
Mutter selbst (Klientin)	kurz: M selbst
Der erste Mann der Mutter	kurz: 1. M
Halbschwester (Kind aus der 1. Ehe)	kurz: SCH
Halbschwester selbst	kurz: SCH selbst
Misserfolg	kurz: ME

3.1.6 Die Frage der Klientin für die Aufstellung

- Gibt es traumatische Ursachen in der Familie des Vaters, welche als Übertragung und im Weiteren mit den Misserfolgen ihres Sohnes Andreas im Zusammenhang stehen? Stehen seine Verluste im kausalen Zusammenhang mit dem Verlust der Firma und der Heimat seines Urgroßvaters durch dessen Flucht?

- Oder wirkt die anhaltende Verbitterung der Klientin auf ihren ersten Mann in weiterer Folge auf den Sohn Andreas als Identifikation?

3.1.7 Annahme

Die Annahme vor der Aufstellung lautet einerseits, dass Andreas in die Familiengeschichte seines Vaters verstrickt ist und deshalb scheitert, weil er nicht in seinem eigenen Leben steht, sondern fremdbestimmt agiert. Dass er in seinem großen Wunsch, ein eigenes Geschäft zu führen, vom Leben beziehungsweise von fremden Wünschen geleitet wird. Dass sich der Wunsch seines Großvaters und Vaters, eine Gutmachung für den entstandenen Verlust des UGV herzustellen, auf ihn überträgt.

Andererseits besteht die Vermutung, dass Andreas mit dem ersten Mann seiner Mutter identifiziert ist, der von ihr für seine Unehrlichkeit und finanziellen Pleiten bis heute verachtet wird.

Die Aufstellung wird – wie in Methodik unter Punkt 2.3 *Vorgangsweise und Ablauf der verdeckten Aufstellung nach Achleitner* dargestellt – geleitet.

Die genannten stellvertretenden Personen, im Folgenden in der Kurzform STV bezeichnet, werden informiert, dass sie alle ihre Wahrnehmungen aussprechen können. Sie wurden intuitiv von der Aufstellungsleiterin gewählt, neutral im Kreis aufgestellt und still benannt. Keiner der STV weiß, wen er vertritt. Die Stellvertreter wissen, dass sie alle sowohl weibliche wie männliche Personen vertreten können. Die Aussagen der Stellvertreter werden sofort Wort für Wort schriftlich festgehalten. Die Fragestellung ist den Seminarteilnehmern bewusst.

Persönlich anwesend sind Frau L. und ihre Tochter. Es werden am Beginn der Aufstellung auch für die anwesenden Personen, für Frau L und ihre Tochter, vorerst Stellvertreter ausgewählt. Diese beiden Personen betrachten mit der Aufstellungsleiterin die Bewegungen der Stellvertreter und kommen erst später, nachdem sich eine Kernaussage der Aufstellung zeigt, selbst in die Aufstellung hinein.

Die Stellvertreter werden, nachdem sie alle im Kreis aufgestellt sind, mit den folgenden Worten angeleitet: „Spürt euren Körper und nehmt euer Interesse oder Desinteresse für Personen wahr, geht mit euren Bewegungen mit, alles was ihr spürt und wahrnehmt, ist wichtig, lasst euch führen, geht dahin, wo euer größtes Interesse ist. Auch Abneigungen sind wichtig, bitte nehmt auch wahr, wem ihr nicht nahe sein wollt. Wer müde ist, kann dies zeigen, aussprechen oder sich auf den Boden setzen.“

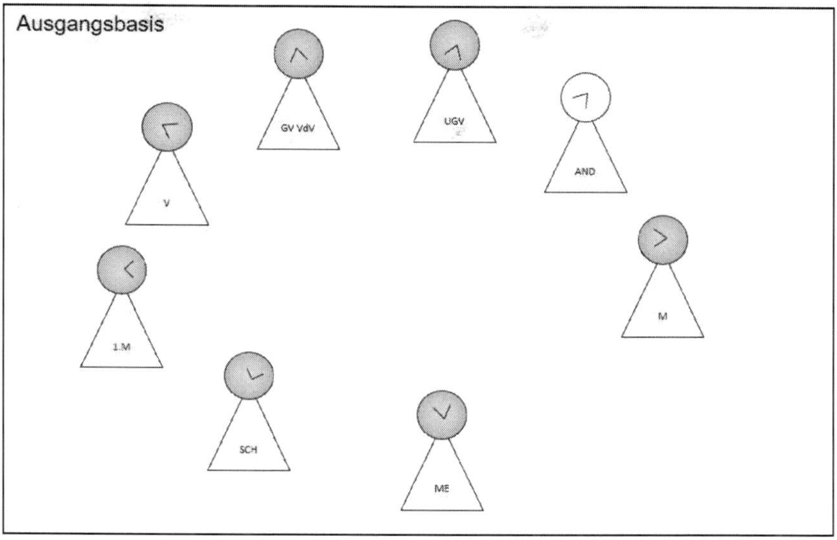

Die ersten Bewegungen der Stellvertreter:

- Der Großvater, der Vater des Vaters, geht weit aus dem Kreis hinaus in Richtung Tür, kurz darauf wendet er sich ab und schaut in die Wand hinein.
- Der Vater folgt ihm sogleich und stellt sich still zu ihm, er schaut aber interessiert in den Kreis zu den anderen Personen. Sein Vater reagiert nicht auf ihn und bleibt abgewandt zur Wand stehen.
- Der Urgroßvater verändert sich nicht in seiner Position, er steht ruhig mit geschlossenen Augen da und schüttelt manchmal den Kopf.
- Die STV Mutter stellt sich in die Mitte des Raumes in einer Haltung, die kontrollierend wirkt, sie verschränkt die Arme vor der Brust, dreht sich immer wieder auf alle Seiten und beobachtet vorerst das Geschehen. Dann bleibt ihr Blick bei ihrem Sohn Andreas, der noch im Kreis steht und nervös wirkt.
- Der 1. Mann stellt sich sofort neben Andreas, Andreas lächelt ihn unsicher, aber freundlich an.
- Andreas veränderte seine Position nicht.

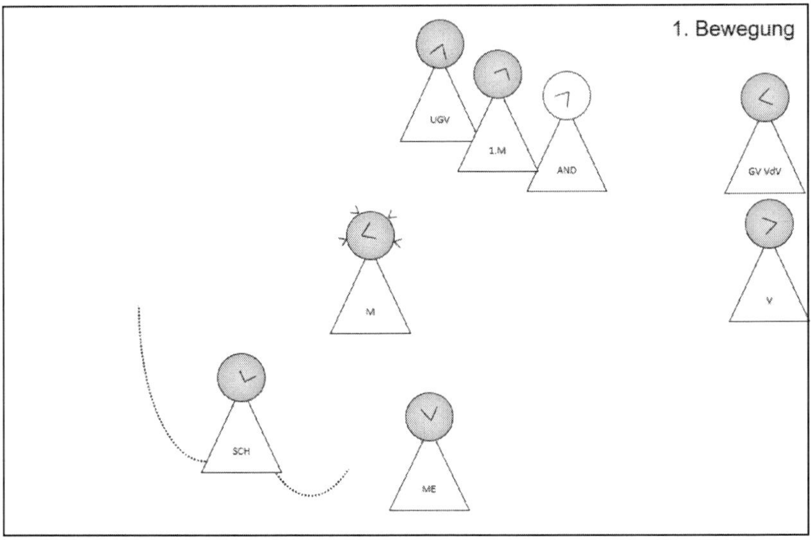

- Der 1. Mann geht aber kurz darauf weg in einen Nebenraum, der gut einsehbar ist.
- Darauf geht ihm Andreas etwas zögernd nach.

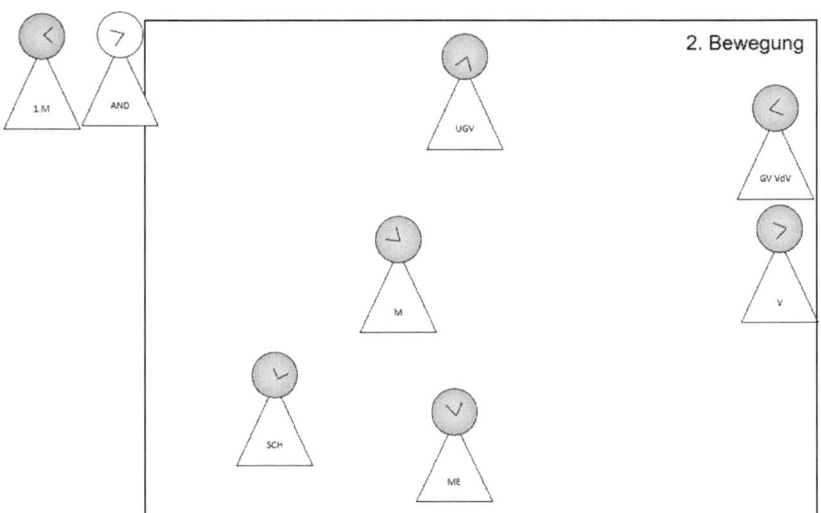

- Als sich Andreas annähert, zieht der 1. Mann die Schultern hoch und sagt: „Das passt irgendwie nicht“, er geht wieder zurück in den großen Raum und sucht sich einen Platz, der fern ist von den anderen, mit Blickrichtung zum Misserfolg.
- Andreas schaut verwundert, als der 1. Mann geht, er geht einige Schritte nach, bleibt aber dann allein im Nebenraum und setzt sich bald darauf zu Boden, er scheint erschöpft zu sein.
- Daraufhin geht die Mutter zu Andreas, sie hockt sich zu ihm und berührt seine Schulter, er lehnt sich an der Mutter an und weint leise.
- Der Misserfolg stand bisher desinteressiert am selben Platz, nun verändert er seine Position gering, er dreht sich etwas zur Seite, um dem Blick vom 1. Mann auszuweichen, und schaut ins Leere auf eine Wand.
- Zwischenzeitlich hat sich auch der Urgroßvater gesetzt, das Kopfschütteln wird immer heftiger, er schaut dabei in den Boden, nach einiger Zeit wird er ruhig.
- Die Schwester geht währenddessen im Raum umher, bleibt ab und zu bei einer Person stehen, geht aber rasch wieder weg, sie wirkt suchend und unruhig. Ihrem Vater (= 1. Mann der Mutter) kann sie kaum nahekommen, sie schaut sofort weg, wenn sie in seiner Nähe ist.
- Langsam kommen die Bewegungen der Schwester auch zum Stillstand, sie hat sich bei ihrer Mutter eingefunden, die noch immer bei Andreas im Nebenraum sitzt. Die Schwester stellt sich neben die sitzende Mutter und ihren Bruder.
- Nach ca. 8 Minuten sind kaum noch Bewegungen der STV zu sehen.

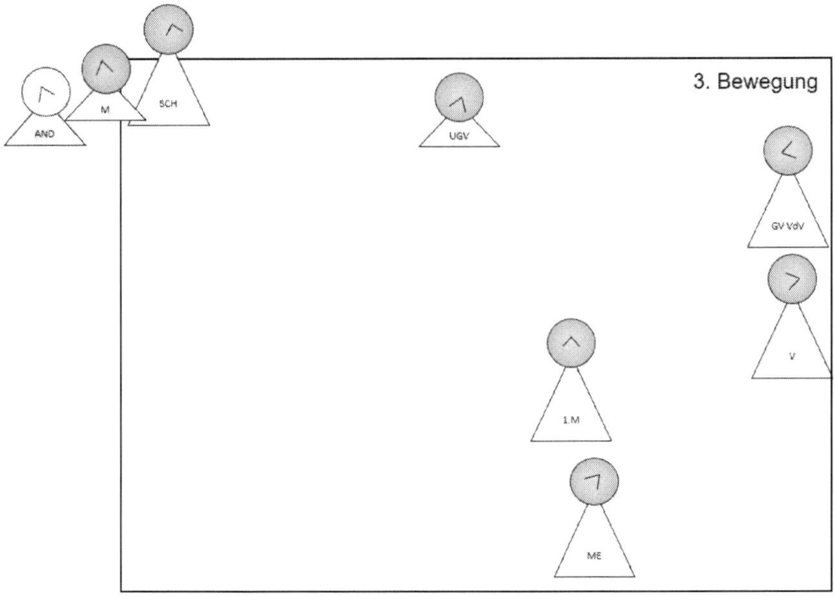

Nun wird die Klientin selbst und ihre Tochter = Halbschwester von Andreas in die Aufstellung gebeten, sie mögen sich umsehen und fühlen, zu wem sie sich hingezogen fühlen.

Die Tochter geht im Gegensatz zu ihrer STV sofort zu ihrem Vater und lächelt ihn an, er schaut freundlich, aber verlegen, sie bleibt neben ihm stehen. Er nickt zustimmend und berührt sie an der Schulter.

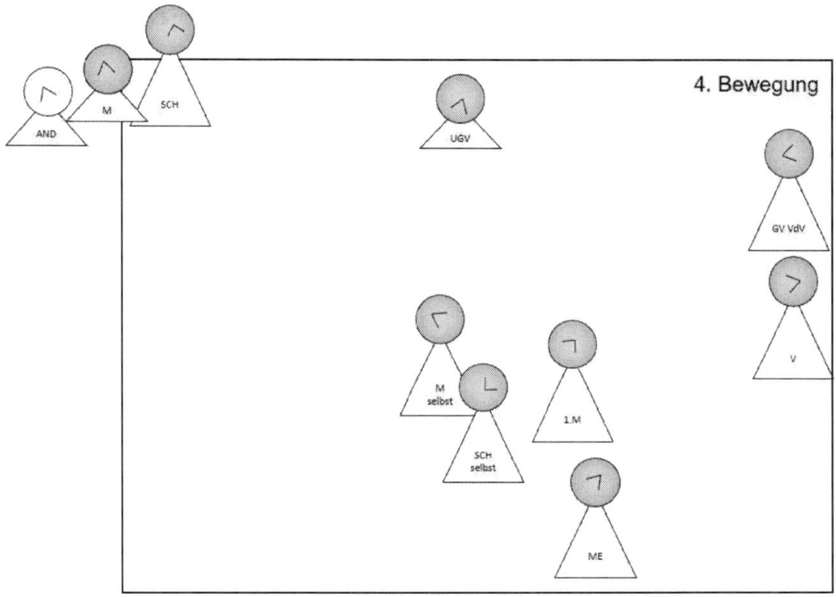

Frau L. geht kurz zum 1. Mann und ihrer Tochter, dann meint sie, mir wird es kalt, dann geht sie zu ihrer eigenen STV und ihrem Sohn, sie schaut verzweifelt zu ihm und fragt: „Ist das mein Sohn?" Die Frage wird noch nicht beantwortet, da die Aufstellung noch immer verdeckt geführt wird. Stattdessen empfiehlt ihr die AL, sich ganz auf ihr Gefühl einzulassen und alle Gedanken und Vermutungen loszulassen. Frau L. streichelt so wie ihre STV ihren Sohn am Arm und hält seine Hand. Die anderen Personen interessieren sie nicht mehr.

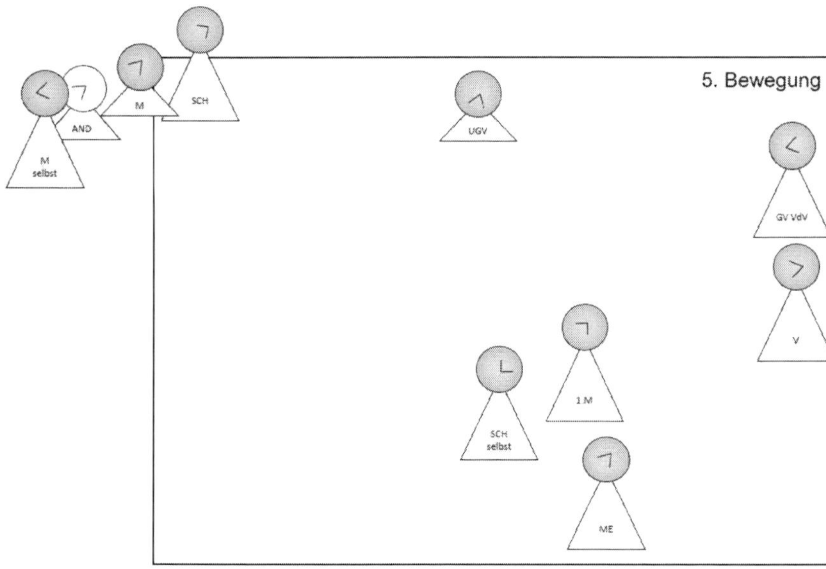

Die Bewegungen, Haltungen und Emotionen werden während der Aufstellung auf DINA 4 skizziert. Erst wenn die Bewegungen zum Stillstand kommen, werden Fragen seitens der Aufstellungsleiterin an die Stellvertreter gestellt.

Frage an den 1. Mann: „Wie geht es dir, dass sich diese Person (Misserfolg) von dir derart im Blick abwendet?"

1. Mann: „Es stört mich, weil ich das Gefühl habe, mit der Person verbunden zu sein. Ich finde es schade, dass sie mich so ignoriert, ich möchte, dass sie mich anschaut, wir gehören irgendwie zusammen."

Der Misserfolg sagt darauf: „Wenn ich hinschaue, dann bekomme ich ein ungutes Gefühl im Magen, ich werde irgendwie zittrig und habe Angst."

Frage an den 1. Mann: „Wie geht es dir damit, dass ihr so unwohl wird?"

1.Mann: „Die Person hat mich fasziniert, war mir aber auch nicht wirklich sympathisch, trotzdem muss ich immer wieder hinschauen."

Frage an den 1. Mann: „Du hast dich am Anfang zu der Person (die AL zeigt zu Andreas) gestellt und sie ist dir in den Nebenraum gefolgt, du hast gemeint, dass passt nicht, kannst du dieses Gefühl näher beschreiben?

1.Mann: „Am Anfang hat mich nur die Person (zeigt zu Andreas) interessiert, sie ist mir sympathisch, aber gleich darauf hatte ich das Gefühl, dass es falsch ist, bei ihr zu stehen, es war so ein Gefühl von starkem Druck in der Bauchgegend und meine Beine sind schwer geworden, deshalb bin ich weggegangen."

Frage an die STV der Mutter, die bei Andreas sitzt: „Wie geht es dir hier?"

„Ich muss hier sein und dieser Person (Andreas) Kraft geben, sie tut mir so leid, aber ich weiß nicht, was ich tun kann, weil sie nicht reagiert."

Frage an Andreas: „Wie geht es dir?"

Andreas: „Ich bin sehr müde und kann nicht stehen, möchte eigentlich niemanden sehen und meine Ruhe haben."

„Was oder wer kann dir helfen, dass du wieder aufstehen könntest?"

Andreas: „Es ging mir sehr gut, aber wie diese Person, er zeigt zum 1. Mann, einfach weggegangen ist, hatte ich das Gefühl einzusacken, ich verstehe nicht, warum sie mich nicht mag, ich habe mich so gefreut, als sie sich zu mir gestellt hat, und dann geht sie einfach weg".

Frage an Andreas: „Möchtest du, dass ich die Person zu dir führe?"

Andreas: „Schon, aber nein, wenn sie nicht gerne da ist, dann ist das nicht dasselbe."

Der 1. Mann erwidert: „Ich mag dich ja auch, aber ich fühle mich nicht gut, wenn du in meiner Nähe bist."

Andreas: „Ich verliere meine ganze Kraft, wenn du gehst."

STV Mutter: „Ich bin doch hier und für dich da."

Mutter selbst: „Ich auch."

Andreas: „Das ist gut, aber es hilft mir nicht wirklich."

Schwester: „Kann ich dir helfen?"

Andreas: „Dich habe ich noch gar nicht gesehen."

Die AL ersucht den 1. Mann dennoch zu Andreas zu gehen, um die Reaktionen noch deutlicher erkennen zu können. Er geht langsam näher und als Andreas aufschaut, kann er den Blickkontakt kaum halten. Beide weichen sich im Blick aus.

Als die AL ersucht, den Blick zu halten, auch dann, wenn es schwer für beide ist, beginnt der 1. Mann extrem zu weinen. Andreas wird jetzt sehr ruhig und kann ihm in die Augen schauen. Er kann nun aufstehen, auch der 1. Mann beruhigt sich langsam. Die Aufstellung wird mit der Intervention der AL geöffnet, indem sie Andreas folgende Sätze anbietet: „Du bist der 1. Mann meiner Mutter und ich war durch dich belastet, ohne dass wir es wussten. Ich achte dich als den 1. Mann meiner Mutter, aber sonst habe ich mit dir nichts mehr zu tun."

Andreas kann diese Sätze leicht sagen, er nickt zustimmend und atmet tief durch. Zu seiner Mutter sagt er: „Mama, eure Angelegenheiten gehen mich von nun an nichts mehr an, ich stehe euch nicht mehr zur Verfügung." Die Mutter weint und sagt: „Gott sei Dank."

Zum 1. Mann sagt sie aus eigenem Impuls: „Da siehst du, was du alles angerichtet hast, sogar mein Sohn ist durch dich verschuldet und ich erlebe alles noch einmal." Die Klientin wird sehr wütend und die AL lässt sie sprechen, bis sie zur Ruhe kommt. Dann sagt sie unter Tränen: „Ich habe dich so geliebt und dich gegen alle Warnungen geheiratet, das war mein Fehler. Jahrelang haben wir deine Schulden bezahlt und jetzt soll das Ganze bei meinem Sohn weitergehen, das darf doch nicht wahr sein."

Der 1. Mann sagt: „Aber das will ich doch gar nicht."

Die Klientin sagt darauf: „Das kann schon sein, aber trotzdem ist es so."

Die AL fragt die Klientin, ob sie trotz all der großen Enttäuschungen heute mit ihrem 1. Mann Frieden schließen möchte. Auch erklärt die AL, dass diese Entscheidung möglicherweise auch ihrem Sohn hilfreich sein kann, um seine eigene Identität finden zu können.

Nach kurzem Zögern nickt die Klientin zustimmend und meint: „Für meinen Sohn tue ich alles."

Die Klientin sagt auf Vorschlag der AL zum 1. Mann, die Tochter aus dieser Ehe steht daneben: „Für deine Unehrlichkeit und deinen Betrug habe ich dir unsere Tochter genommen, das war mein Ausgleich, auch wenn es für unsere Tochter nicht richtig war." Diese Worte kann die Klientin leicht aussprechen.

„Was geschehen ist, können wir nicht mehr ändern, ich schließe Frieden mit dir und nehme dich jetzt als meinen 1. Mann so an, wie du bist. Ich achte dich in unserer Tochter." Die Klientin kann dies kaum aussprechen, sie sagt dazwischen: „Ich kann ihn nicht achten."

Die AL geht darauf ein, indem sie der Klientin folgende Sätze anbietet: „Meine Enttäuschung und Wut ist größer als mein Wunsch nach Aussöhnung und Frieden zwischen uns, auch wenn ich mich und meinen Sohn möglicherweise dadurch weiter belaste." Diese Sätze möchte die Klientin aber nicht sagen, sie meint: „Das ist falsch, ich muss aufhören ihn zu hassen."

Die AL fragt nach: „Wie könnte dir das gelingen?"

Klientin nach kurzer Überlegung: „Wenn ich ihn auch als einen Teil meines Schicksals annehme, denn immerhin haben wir ein gemeinsames Kind."

Die AL macht ihr folgenden Vorschlag: „Wenn du nicht in meinem Leben gewesen wärst, dann wäre mir zwar viel erspart geblieben, aber unsere Tochter gäbe es auch nicht und deshalb ist es richtig, dass wir zusammen waren, auch mit all dem Schweren, das ich mit dir erlebt habe." Diese

Wortwahl kann die Klientin gut annehmen, sie fühlt sich spontan erleichtert und reicht dem 1. Mann sogar die Hände.

Der STV des 1. Mannes sagt: „Danke, es tut mir so leid." Die Klientin spürt nun, dass sich in ihrem Innersten etwas löst, sie beschreibt es mit den Worten: „Es fällt jetzt eine Last und eine Enge in meiner Brust ab, es wird friedlich in mir." Die Tochter lächelt ihre Eltern an und die AL sagt zu ihr: „Jetzt kannst du auch deinen Vater haben." Die Tochter schaut daraufhin fragend zu ihrer Mutter, diese nickt.

Andreas stand währenddessen daneben, die AL zeigt ihm seinen Vater, sie führt ihn und seine Mutter zu ihm. Andreas schaut etwas fremd zum Vater, der noch immer neben seinem eigenen abgewandten Vater =GV VDV steht. Die AL fragt die Klientin, wie es ihr hier bei ihrem Mann geht. Klientin: „Frei, viel besser und ich bin froh, dass auch mein Sohn da ist."

Sohn Andreas sagt: „Es ist irgendwie neu für mich, so wie wenn das nicht mein Vater wäre." Auslegung der AL: Nachdem Andreas mit dem 1. Mann identifiziert war oder ist, kommt es zur Konkurrenzsituation und Rangverletzung mit dem Vater, er, der Vater wird daher offensichtlich aus Sicht von Andreas nicht als Vaters wahrgenommen, sondern als Konkurrent.

Auf Intervention der AL sagt Andreas zu seinem Vater: „Ich bin dein Sohn und du bist mein Vater und mit ihm (er zeigt zum 1. .Mann) habe ich nichts zu tun." Es fühlt sich gut und richtig an für beide.

Die AL fragt die Klientin, wie sie mit dem Wunsch für einen Kredit zu bürgen, vorgehen möchte. Die Klientin sagt: „Ich kann doch nicht bei meinem Sohn weiterhin die gleichen Fehler machen wie bei meinem 1. Mann." Die AL empfiehlt der Klientin folgende Worte zum Sohn zu sagen: „Ich stehe für deine finanziellen Bedürfnisse nicht mehr zur Verfügung, alles was du tun möchtest, musst du jetzt alleine verantworten."

Der Sohn nickt und sagt: „Das ist richtig so."

Frage der AL an Andreas: „Hat dich sonst noch jemand interessiert?"

Andreas: „Nein, nur noch die eine Person, er zeigt zum Urgroßvater, die so den Kopf geschüttelt hat, die tut mir leid, weil sie so verzweifelt ist."

Die AL führt Andreas zum UGV, der desinteressiert und müde am Boden sitzt und schlägt Andreas folgende Worte vor: „Du bist mein UGV und ich bin dein Urenkel, du hattest viel Erfolg und du hast viel unverschuldet verloren und was du verloren hast, können wir (er zeigt zu seinem GV VDV und zu seinem Vater) nicht mehr zurückholen.

Andreas spricht die Worte nach und meint: „Das stimmt so."

Der UGV blickt auf, nickt zustimmend.

Die AL spürt, dass noch etwas offen ist, und interveniert mit einem Ritual der Achtung, welches Andreas auch zu Ressourcen verhelfen kann.

Auf Vorschlag der AL sagt Andreas zum UGV: „Ich achte dein Leben und deinen Erfolg, ich achte auch, was du verloren hast und all dein Leid, das du ertragen hast. Ich darf dies alles in deinem Leben lassen und meinen eigenen Weg gehen. Aber vielleicht kann ich von deinem Geschäftssinn auch etwas für mich annehmen."

Der UGV lächelt und freut sich offensichtlich. Andreas geht es gut und er kann sich nun auch hier gut zurücknehmen.

Die Haltung der Aufstellungsleiterin war ordnend und achtsam.

Die Aufstellung war nach 1 Stunde 25 Minuten abgeschlossen. Alle Stellvertreter hatten die Gelegenheit auszusprechen, was sie bewegte. Zum Teil wurde auf die Wiedergabe dieser Protokollierung verzichtet, da sie der AL nicht relevant erschien.

Die Klientin wirkte bis zum Ende des Seminars ruhig, bei der Schlussrunde sagte sie erleichtert: „Ganz gleich, was jetzt passiert, ich weiß jetzt, was ich zu tun habe, nämlich auf keinen Fall eine weitere Bürgschaft für meinen Sohn unterschreiben."

Die Tochter wirkt sehr fröhlich und kündigte an, ihren Vater zu suchen. Durch die innerpsychische Aussöhnung der Mutter mit dem ersten Mann konnte auch die Tochter ihren Vater annehmen.

3.1.8 Abschließende Beratung

Nach 11 Wochen kam die Klientin zu einer abschließenden Beratung. Sie berichtete: „Es mag ja ein Zufall sein, aber es ist doch eigenartig, mein Sohn hat nun eine Frau kennengelernt und möchte noch nicht nach Hause kommen. Er fühlt sich dort sehr wohl und sie haben viele gemeinsame Pläne. Ich habe ihm von meinem 1. Mann erzählt und auch gesagt, dass er da etwas mitgetragen hat und dies nun endgültig vorbei sei. Der Sohn interessierte sich nur wenig dafür, meinte aber: „Ich glaube, das war gut für dich, Mama."

Die Tochter hat bereits 3 Wochen später ihren Vater getroffen, dieses Kennenlernen war sehr berührend für beide.

3.1.9 Ergebnis Fallvignette 1

Die Klientin kam mit ihrer Tochter aus der ersten Ehe zur Familienaufstellung.

Die Fragestellung, ob der 1. Mann der Klientin auf ihren Sohn Andreas eine Wirkung hat, zeigte sich für die AL durch das Geschehen und die Aussagen in der Aufstellung als Kernthema. Die Identifikation mit dem 1. Mann wurde für die AL deutlich, als sich der 1. Mann von Andreas zurückzog. Andreas konnte ohne ihn keine Kraft spüren. Die Äußerung des Stellvertreters von Andreas: „Ich verliere meine ganze Kraft, wenn du gehst", war für die Aufstellungsleiterin ein Indiz für eine unbewusste Identifizierung mit dem 1. Mann seiner Mutter. In der Identifizierung stellte er mit dem 1. Mann eine Einheit dar. Er fühlte sich nur dann kräftig, wenn er in der Identifikation bleiben konnte. Als der 1. Mann in der Aufstellung von ihm wegging, bewirkte dies bei Andreas einen Verlust an Kraft. Das Weggehen vom 1. Mann deutet die AL als einen unbewussten Versuch der De-Identifizierung, der bei Andreas einen Verlust an ICH-Identität auslöst, da er seine Identität über den 1. Mann gewinnt. Der 1. Mann der Klientin stellte sich gleich zu Beginn zu Andreas, er ging aber rasch in einen Nebenraum. Als ihm Andreas folgte, zog der 1. Mann die Schultern hoch und sagte: „Das passt irgendwie nicht." Er ging wieder zurück in den großen Raum. Darauf setzte sich Andreas kraftlos zu Boden.

Auf Nachfrage der AL, was der 1. Mann mit dieser Aussage meinte, sagte er: „Am Anfang hat mich nur die Person (er zeigte zu Andreas) interessiert, sie ist mir sympathisch, aber gleich darauf hatte ich das Gefühl, dass es falsch ist, bei ihr zu stehen."

Darüber hinaus bestätigte sich für die AL – durch das von ihr wahrgenommene Desinteresse vom Stellvertreter Andreas an den anderen Personen – ihre Interpretation. So konnte er z. B. seine Schwester an seiner Seite nicht wahrnehmen und die Unterstützung der Mutter kaum als hilfreich empfinden. Die AL konnte durch die Aussagen und Verhaltensweisen in der Gruppe die Hypothese einer Übertragung seitens der väterlichen Familie nicht bestätigt sehen. Andreas empfand Mitleid mit seinem UGV, welches die AL als natürliches Mitgefühl wahrgenommen hat. Sein Hauptinteresse lag jedoch beim 1. Mann der Mutter.

Nachdem die Aufstellung geöffnet und bekannt wurde, wen die Stellvertreter vertreten, lag die Intervention der AL vorwiegend darin, mit der Klientin einen Weg zur Aussöhnung zu finden, da diese aus Sicht der AL auch eine Chance zur Ablösung der Identifikation für ihren Sohn mit dem 1. Mann bedeuten könnte.

Der Klientin gelang es während der Aufstellung ihre verleugneten Aggressionen gegenüber ihrem 1. Mann, die so bindend waren, nach und nach anzunehmen und zu überwinden. Hier war die Intervention der AL, dass sie der Klientin die Folgen ihres Hasses bewusst machte, hilfreich, um Frieden mit ihrem 1. Mann schließen zu können. Die Klientin war sehr verbittert und konnte ihren 1. Mann auch in der Aufstellungsarbeit nicht achten, die Worte: „Ich achte dich in unserer Tochter", konnte sie kaum aussprechen. Sie sagte: „Ich kann ihn nicht achten." Sie selbst konnte auf die Frage der AL: „Wie könnte dir das gelingen?" die Lösung für ihren Hass finden, indem sie ihren 1. Mann als einen wichtigen Teil ihres Lebens und Schicksals wahrnehmen konnte. Dies gelang ihr durch das Erkennen und Annehmen ihrer verleugneten Wut und durch die Liebe zur gemeinsamen Tochter. Die Aufstellung wirkte für die Klientin versöhnend und schaffte darüber hinaus eine Verbindung zwischen dem Vater und der Tochter aus dieser Ehe, die bisher von Seiten der Mutter undenkbar gewesen war. Die Rangordnung zwischen Vater und Sohn wurde benannt. Dies war insofern nötig, da Andreas seinen Vater als fremd empfand und die Rivalität zwischen Vater und Sohn seit frühester Kindheit – vermutlich auf Grund der Identifikation mit dem 1. Mann – eine Wirkung zeigte.

In einem späteren Beratungsgespräch erzählte die Klientin, dass ihr Sohn, nachdem sie ihm von der Aufstellung erzählte, meinte: „Ich glaube, das war gut für dich, Mama." Für ihren Sohn änderten sich bald nach der Aufstellung, durch eine neue Partnerschaft, seine beruflichen Perspektiven und damit vorerst auch sein Wunsch nach einer neuerlichen beruflichen Selbstständigkeit.

Dieser Fall weist auf die möglichen Folgen von Verbitterung und Ausgrenzung gegenüber einem früheren Partner hin.

3.2 Fallvignette 2

Die ausgewählte Fallvignette betrifft eine Klientin, die unter Depressionen leidet und sich an ihren Vater gebunden fühlt.

3.2.1 Reflektierter, anonymisierter und verfremdeter Fallbericht

Die diktierte Aufzeichnung erfolgte unmittelbar nach dem Beratungsgespräch. Die Familienaufstellung wurde während der Aufstellung großteils sofort protokolliert. Die Positionierungen und Bewegungen der Stellvertreter wurden aufgezeichnet.

3.2.2 Einleitung und Beratungsgespräch

Frau S., 29 Jahre alt, kommt auf Empfehlung ihrer Psychotherapeutin, weil sie schon lange unter schweren Depressionen leidet, zur Beratung. Die Klientin hat bereits zwei Suizidversuche überlebt. Die Therapeutin und Frau S. sehen in einer Aufstellungsarbeit eine weitere Möglichkeit, um die Ursachen ihrer Depression und ihrer immer wiederkehrenden Todessehnsucht zu erforschen.

Frau S. meint, dass ihre Lebensunlust damit zusammenhängt, weil sie trotz intensiver Trauerarbeit noch immer um ihre Mutter trauert und sehr wütend ist, weil sie sich das Leben genommen hat, als sie erst 9 Jahre alt war. Sie fühlt sich im Stich gelassen und kann nicht verstehen, dass eine Mutter so etwas tun kann. Auch ihr Vater habe den Suizid seiner Frau nie verwunden, meint sie, er kämpft selbst, um im Leben zu bleiben. „Er lebt nur für mich", sagt die Klientin, „und der Gedanke, dass er sich etwas antun könnte, ist für mich unerträglich". Auf die Frage, ob sie sich verantwortlich für das Leben des Vaters fühlt, sagt die Klientin: „Ja, ich würde mich schuldig fühlen, wenn er sich was antut, ich mache alles, damit es ihm gut geht. Aber leider geht es mir auch nicht gut und ich mache ihm Sorgen, weil ich mit meinen Suizidversuchen alles nur schlimmer gemacht habe, seitdem ist er noch ängstlicher. Wir haben nur uns, sagt er immer wieder." Auf die Frage, wie die Kindheit der Klientin nach dem Tod der Mutter weiter verlaufen ist, berichtet sie Folgendes: „Da es meinem Vater so schlecht ging, er hat ja schon die 2. Frau verloren, war ich immer bei ihm. Er beklagte sich oft über sein Schicksal mit den Worten: ‚Was habe ich nur verbrochen und warum hat mich der Herrgott so gestraft. Wenigstens dich habe ich noch und du bleibst bei Papa.' Er sagte oft: ‚Eine liebende Mutter tut so was nicht'. Er verurteilte meine Mutter, indem er sagte: ,,Sie hat uns einfach im Stich gelassen.' Auch ich klammerte mich an meinen Vater, ich hatte ja nur noch ihn. Wir machten den Haushalt gemeinsam, er sagte: ‚Wir brauchen niemanden, wir zwei schaffen das alleine.' Es war oft sehr schwer für mich, weil ich kaum noch Freundinnen getroffen habe. Er war immer so traurig, wenn ich wegging. Ich habe sogar auf meinen Musikunterricht verzichtet, damit ich bei ihm sein kann. Aber später, als ich ca. 15 Jahre alt war, da wurde es wirklich extrem, als ich einen Jungen kennenlernte, „drehte" er völlig durch, er hatte Angst, dass ich nun zu wenig Zeit für ihn hätte. Wenn ich ausging, dann hat er getrunken und oft viele Beruhigungstabletten genommen, dann lag er wie bewusstlos am Boden und ich habe ihm geschworen, dass ich ihn nicht mehr alleine lasse. Er sagte auch, dass sein Leben ohne mich keinen Sinn hat. Ich war immer voll Schuldgefühle, wenn ich trotzdem ausging und wenn es mir gut ging. Ich weiß von meinen vielen Therapien, dass das alles nicht richtig ist, dass ich mein eigenes Leben leben sollte, aber das hilft mir nicht, ich kann es einfach nicht, weil mich mein Vater braucht. Er schafft es nicht ohne mich. Wahrscheinlich geht's mir deshalb auch so schlecht, weil ich so Angst um ihn habe." Auf die Frage, was sich die Klientin von einer Familienaufstellung erwartet, meinte sie: „Klarheit möchte ich gewinnen, ich möchte wissen, was es wirklich ist, was mein Leben so schwer macht, die Angst um meinen Vater oder die Trauer um meine Mutter. Vielleicht schaffe ich es dann, in mein Leben zu gehen und einen Partner zu haben, wenn ich in einer Aufstellung deutlich sehe, was für uns gut ist."

Die Klientin wirkte in der Beratung durch ihre langjährige Therapie sehr reflektiert und hatte ein großes Mitteilungsbedürfnis, welches vorerst durch Fragen nicht unterbrochen wurde. In einer genaueren Anamnese wurden noch folgende Fakten erfragt.

Die Klientin war vor einem Jahr längere Zeit in einer psychiatrischen Klinik stationär in Behandlung. Während dieses Aufenthaltes ging es ihr besser, seitdem sie wieder zu Hause ist, werden ihre Stimmungen immer schlimmer. Frau S. führt dies darauf zurück, dass ihr Vater an ihr klammert und eine Ablösung nicht möglich ist, weil sie Angst um ihn hat, da er selbst auch unter Depressionen leidet. Sie wohnt im Haus ihres Vaters. Der Vater betont immer wieder, dass sie sein einziger Lebenssinn sei. Die Klientin hat vor 4 Jahren kurze Zeit mit einem Partner zusammengelebt, den der Vater ablehnte. Ihr Vater machte den Partner schlecht, er begann viel zu trinken und sprach immer wieder davon, dass er bald seinem Leben ein Ende setzen werde. Das war unter anderen ein Grund für sie, sich vom Partner zu trennen. Die Mutter der Klientin hat sich mit 41 Jahren das Leben genommen, die Klientin war damals 9 Jahre alt. In ihrem Abschiedsbrief schrieb sie: „Es tut mir leid, aber ich halte das nicht mehr aus, ich bin jetzt bei ihr." Der Vater ging nie wieder eine Partnerschaft ein, die Klientin meinte, dass er in Trauer und voll Selbstvorwürfen lebe. Er wirft sich vor, zu wenig für ihre Mutter dagewesen zu sein und zu viel gearbeitet zu haben. Während die Klientin dies erzählt, beginnt sie plötzlich heftig zu weinen und sie erzählt: „Er hat ja meine Mutter sowieso nie wirklich geliebt, meine Mutter sagte oft, dass sie nur ein Ersatz war." Die Klientin berichtet, dass der Vater schon einmal verheiratet war. Die Mutter und die 1. Frau waren seit der Kindheit Freundinnen. Die 1. Frau ist mit 31 Jahren an Krebs verstorben, es gab keine Kinder aus der ersten Ehe. Den Vater und die Mutter der Klientin verband die tiefe Trauer um die 1. Frau und Freundin der Mutter. Zwei Jahre nach deren Tod heirateten die beiden und die Klientin wurde ein Jahr später geboren. Die Klientin erinnert sich, dass ihre Mutter oft geweint hat und dass es einmal einen heftigen Streit zwischen ihrem Vater und der Mutter gab, weil die Mutter die vielen Fotografien der 1. Frau, die sogar im Schlafzimmer des Hauses hängten, abgenommen hat. Der Vater verlangte, dass die Mutter sofort wieder alle Bilder aufhängen müsse und (die Klientin weint wieder heftig) dass sie endlich kapieren soll, dass sie immer seine große Liebe geblieben ist und dass sich das auch nie ändern wird. Die Klientin sieht diese Äußerung als Grund für den Suizid ihrer Mutter, denn wenige Wochen später nahm sie sich das Leben. Die Klientin ist auch wütend, weil ihr Vater immer sagt, sie würde seiner 1. Frau im Wesen viel ähnlicher sein als ihrer Mutter. Auf die Frage, ob die Klientin schon etwas von den möglichen Übertragungen und Identifizierungen früherer Partner gehört hat, verneint sie dies. Sie wird in der Beratung über die möglichen Wirkungen früherer Partner informiert und sie meint, das würde erklären, weshalb der Vater jede ihrer kurzfristigen Partnerschaften mit seiner Eifersucht zerstört hat. Er konnte es nie ertragen einen Mann an ihrer Seite zu sehen. Die

Klientin, die bis dahin eher gedämpft war, wird plötzlich sehr präsent, sie fühle sich irgendwie klarer, sagt sie bei der Verabschiedung. Es wird weiter vereinbart, dass Frau S. recherchiert, wie das Leben der Großmutter und der Urgroßmutter mütterlicherseits war und ob es noch andere Suizide in der Familie gab.

Frau S. nimmt wie üblich vorerst als teilnehmende Beobachterin zur Vorbereitung an einem Familienaufstellungswochenende teil. Sie kann sich in der Gruppe sehr gut integrieren und wirkt mehrmals als Stellvertreterin bei Aufstellungen mit. Nach dieser Erfahrung meldet sie sich zur eigenen Aufstellung in drei Monaten an.

3.2.3 Aufstellung

Frau S. kommt gemeinsam mit ihrer Therapeutin zur Familienaufstellung.

Vor der Aufstellung findet noch ein kurzes Gespräch über die Recherchen im Leben der Großmutter und Urgroßmutter statt. Laut Frau S. gab es keine gravierenden tragischen Schicksale in der Familie.

Für die Aufstellung werden jene Personen aufgestellt, die eine mögliche Wirkung auf Frau S. haben könnten. Es werden folgende Personen durch Stellvertreter gewählt. Die Kurzform der Benennung wird bei den Skizzierungen angeführt. In diesem Fall werden nur Frauen als Stellvertreter gewählt.

Die Aufstellungsleiterin	kurz: AL
Vater	kurz: V
Mutter	kurz: M
1. Frau vom Vater	kurz: 1. Frau v. V.
Klientin Stellvertretung	kurz: Klientin STV
Depression	kurz: DE
Klientin selbst	kurz: KLIENTIN

3.2.4 Die Frage der Klientin für die Aufstellung

- Woher kommen meine Depressionen und meine Todessehnsucht?
- Weshalb kann ich meinen Vater nicht verlassen und mit einem Partner in einer eigenen Wohnung wohnen?

3.2.5 Annahme

Die Annahme ist, dass die Klientin durch die nie endende Trauer und die Schuldgefühle ihres Vaters um seine 1. Frau belastet ist. Dass die 1. Frau bis heute glorifiziert wird und die Mutter der Klientin die 2. Wahl war und im Schatten der 1. Frau gelebt hat. Dass der Vater seine Liebe für die 1. Frau und seine Trauer auf die Tochter überträgt und deshalb kein Partner an ihrer Seite sein darf und die Tochter durch diese Übertragung an den Vater gebunden ist. Eine weitere Mutmaßung für ihre Depressionen ist, dass die Klientin durch ihre unbewältigte Trauer um ihre Mutter dieser in den Tod folgen möchte. Diese Wahrscheinlichkeiten wurden gemeinsam mit der Klientin und ihrer Therapeutin noch vor der Aufstellung erläutert.

Die Aufstellung wird – wie in Methodik unter Punkt 2.3 *Vorgangsweise und Ablauf der verdeckten Aufstellung nach Achleitner* dargestellt – geleitet.

Die genannten stellvertretenden Personen, im Folgenden mit der Kurzform STV bezeichnet, werden informiert, dass sie alle ihre Wahrnehmungen aussprechen können. Sie werden intuitiv von der Aufstellungsleiterin gewählt, neutral im Kreis aufgestellt und still benannt. Keiner der STV weiß, wen er vertritt. Die Stellvertreter wissen, dass sie sowohl weibliche wie männliche Personen vertreten können. Die Aussagen der Stellvertreter werden sofort Wort für Wort schriftlich festgehalten. Die Fragestellung ist den Seminarteilnehmern bewusst.

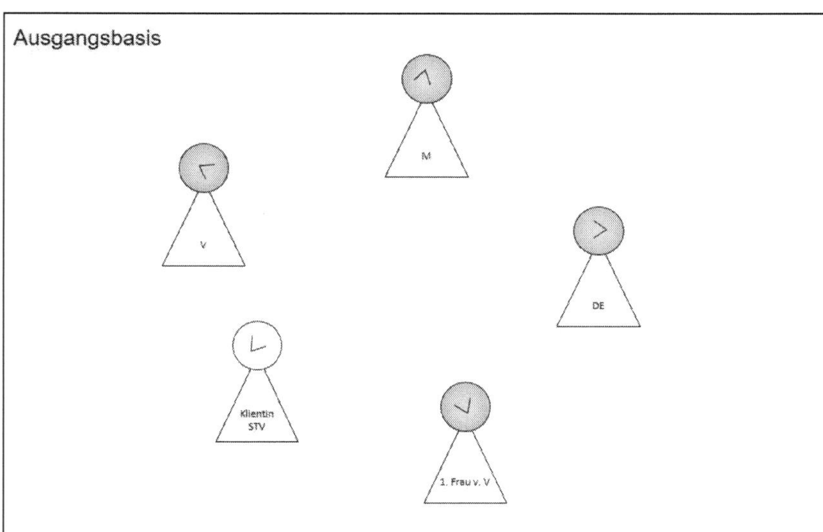

Die ersten Bewegungen und Aussagen der Stellvertreter:

- Die Mutter stellt sich weit außerhalb des Kreises hin und schaut interessiert zu den anderen Personen, sie schaut aber auch immer wieder abwesend auf die Decke hinauf.
- Der Vater stellt sich sehr dominant in die Mitte des Raumes, er versucht ständig so zu stehen, dass die Klientin keine Sicht zu ihrer Mutter hat. Wenn er zur Mutter der Klientin = seiner 2. Frau schaut, sieht sie weg.
- Die Depression steht in der Nähe des Vaters und wirkt unruhig, sie schüttelt immer wieder nervös die Arme.
- Die 1. Frau steht etwa 2,5 Meter entfernt vom Vater und schaut ihn an, er erwidert ihren Blick manchmal kurz, beide lächeln sich an, er schaut aber irritiert wieder weg.
- Auf die Frage der AL, wie es ihm geht, wenn er die Person anschaut, sagt er: „Mir wird warm, aber meine Knie zittern auch."
- Die STV der Klientin geht kurz zu ihrer Mutter, sie verweilte einen Augenblick und sagt: „Hier bekomme ich einen Druck im Magen und ich kann ihr nicht lange in die Augen schauen, obwohl sie mir sympathisch ist."

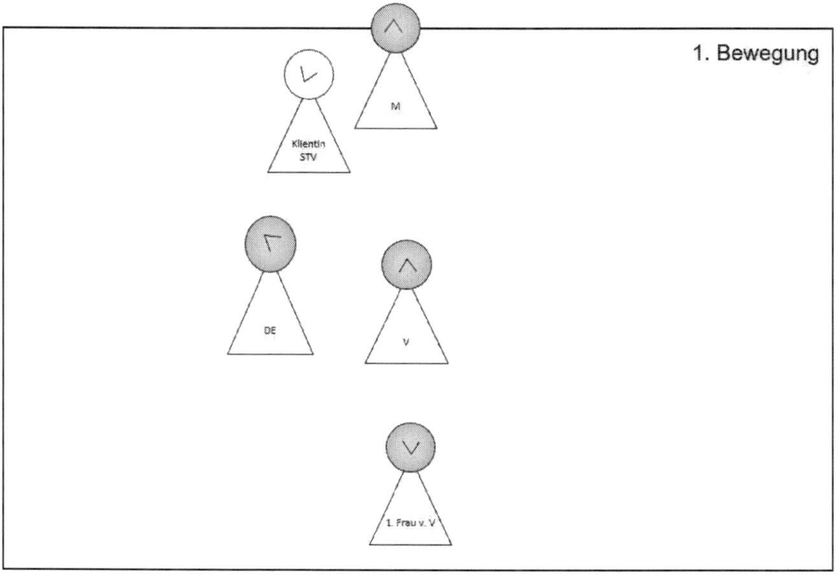

- Auf die Frage der AL, was dieser Druck sagen würde, wenn er Worte hätte, sagt die STV der Klientin: „Es ist ein Schmerz, mir kommen die Tränen."
- In weiterer Folge geht sie ständig zwischen ihrem Vater und der 1. Frau hin und her, sie äußert, dass sie sich so zerrissen fühlt zwischen den beiden und nicht weiß, wo sie hingehört.
- Darauf sagt die 1. Frau lächelnd: „Ich wünsche mir so sehr, dass sie zu mir kommt."
- Die STV der Klientin geht zögerlich zu ihr und sagt: „Es ist gut bei ihr, aber ich halte es nicht lange aus, hier wird mir so heiß." Sie schwitzt und atmet heftig, dann geht sie wieder einige Schritte weg in Richtung ihres Vaters, er reicht ihr die Hand, sie lässt sich etwas unsicher von ihm in seine Arme ziehen und sagt: „Das ist viel zu eng." Sie befreit sich und stellt sich dann neben ihn und meint: „So geht es." Er legt ihr leicht den Arm um die Hüfte.

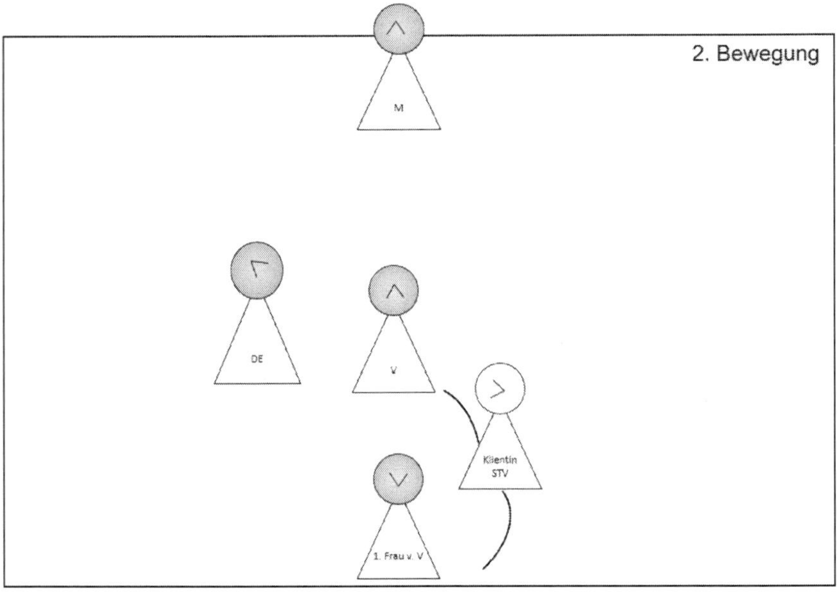

- Die 1. Frau setzt sich darauf zu Boden, sie antwortet auf die Frage der AL, was sie jetzt so müde macht: „Es nimmt mir so viel Energie, wenn ich die beiden dort sehe."

- Die AL fragt sie, ob es einen Platz gibt, wo sie sich kraftvoller fühlen würde, sie schüttelt den Kopf: „Ich bin einfach so müde, aber sie (sie zeigt zur Klientin), sie mag ich sehr, sie gehört zu mir, es macht mich traurig, dass sie dort steht."
- Darauf sagt die Mutter, die bis dahin nur still in der Ecke stand und beobachtete: „Das halt ich gar nicht aus, das ist alles falsch."
- Auf Nachfragen der AL, ob sie sagen oder spüren könne, was richtig ist, sagt die Mutter: „Sie (zeigt zur Tochter) gehört dort nicht hin zu den beiden, das macht mich fast wütend."
- Die STV der Klientin weint plötzlich und sagt: „Genauso fühle ich das auch."

Die AL bittet nun die Klientin **selbst** in die Aufstellung und fragt sie, wo sie sich hingezogen fühlt.

- Die KLIENTIN **selbst** geht kurz zu allen Personen, beim Vater hat sie ein vertrautes, aber beklemmendes Gefühl, sie spürt eine Enge in der Brust.
- Bei der Mutter fühlt sie sich gut. „Sie ist wichtig", meint sie.
- Bei der 1. Frau geht es ihr ganz gut.
- Bei der Depression sagt sie: „Die Person tut mir leid, weil sie so alleine ist."
- Die Depression sagt: „Ich fühle mich gut hier und habe nur Interesse an ihr", sie zeigt dabei zum Vater der Klientin.
- Letztlich bleibt sie bei der 1. Frau und setzt sich nach einiger Zeit zu ihr auf den Boden, beide lächeln sich zufrieden an. Auf die Frage der AL, wie sie sich hier fühlt, antwortet die Klientin: „Gut, auch wenn sie am Boden sitzt. Mir wäre es aber lieber, wenn sie stehen würde."

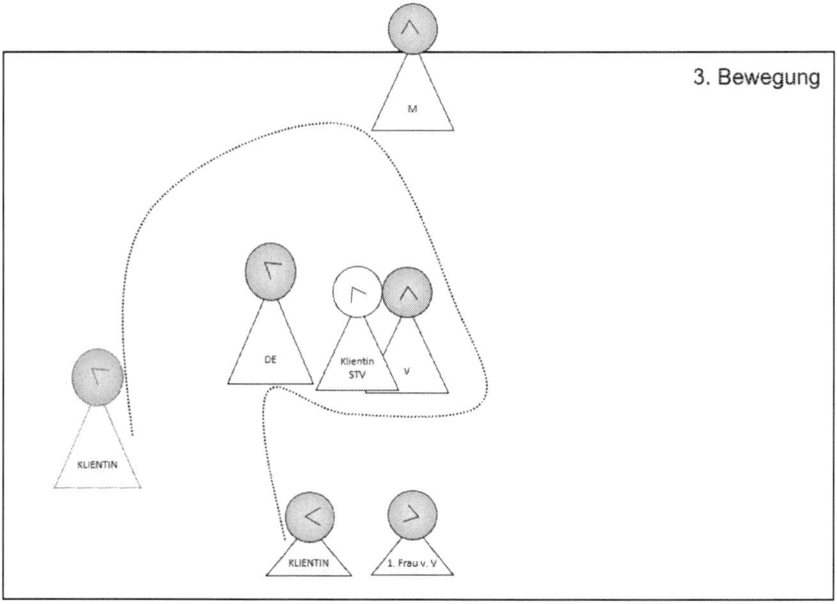

- Auf die Frage der AL, wie sich nun die 1. Frau fühlt, meint diese: „Sie ist mir sehr vertraut, es ist gut, dass sie da ist“, sie legt ihr dabei den Arm um die Schulter, „aber aufstehen geht nicht, ich bin zu müde.“
- Die STV der KL, die noch immer beim Vater steht, sagt: „Jetzt würde ich auch gerne zu den beiden gehen“, sie setzt sich dazu.
- Der Vater steht nun alleine vor der 1. Frau, der STV seiner Tochter und der Tochter= KLIENTIN **selbst**, alle drei sitzen am Boden. Er sagt: „Ich gehöre zu denen, ich möchte mich jetzt auch zu ihnen setzen.“
- Im selben Moment, als er sich zu ihnen setzt, steht die KLIENTIN **selbst** auf, sie sagt: „Wir sind jetzt aber zu viel.“

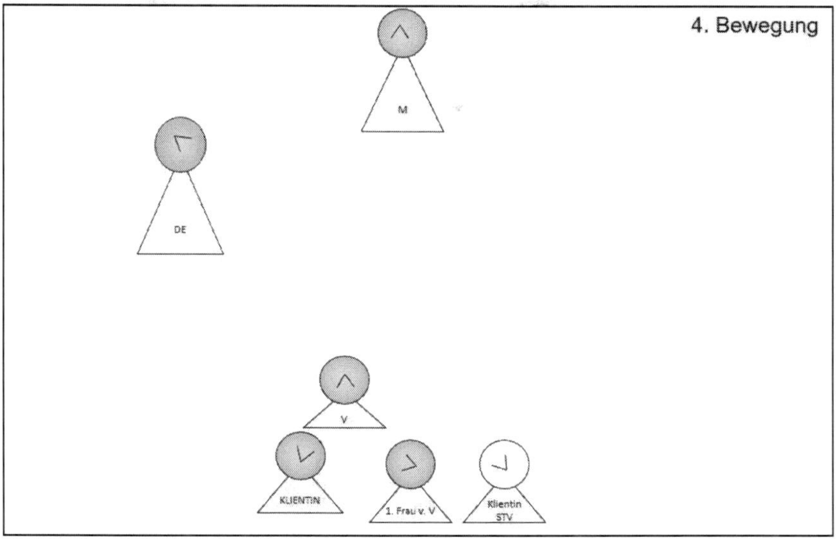

- Die Mutter sagt plötzlich sehr energisch von hinten: „Ich würde hier am liebsten aufräumen, das ist alles falsch hier."
- Die AL bittet nun die Mutter „aufzuräumen" mit dem Auftrag, alle Personen so zu stellen, wie sie es richtig findet. Die Stellvertreter werden gebeten den Veränderungswünschen der Mutter zu folgen.
- Die Mutter kommt langsam näher, sie geht zur 1. Frau, schaut sie freundlich, aber etwas befangen an, sie nimmt die 1. Frau bei der Hand und geht suchend im Raum umher, sie findet keinen Platz für sie, dann nach einigen Minuten stellt sie die 1. Frau zurück in eine Ecke des Raumes, geht ein Stück betrachtend zurück, geht wieder zu ihr, dann dreht sie die 1. Frau mit dem Gesicht zur Wand. Den Mann lächelt sie fast triumphierend an, sie geht auf den Zehenspitzen, während sie ihn an der Hand hält und führt ihn in einen anderen Raum, in das Vorzimmer, und schließt die Tür. (Er folgte ihr nur widerwillig). Die Tochter = KL **selbst** steht nun alleine, sie nimmt sie bei der Hand und setzt sie raus aus dem Kreis auf einen Sessel. Bei der STV der Klientin sagt sie: „Was mache ich mit dir?" Die STV der KL sagt darauf: „Ich fühle mich jetzt irgendwie überflüssig, ist auch gut" und lächelt. Die Mutter überlegt und sagt dann: „Ja, die ist zu viel, sie könnte auch gehen." Dann geht die Mutter wieder zurück auf ihren Platz und lächelt beim Vorbeigehen die Depression an.

- Die Depression fragt die AL: „Kann ich rausgehen?“ Sie zeigt dabei zum Vorraum, in dem der Vater alleine steht. Die Depression geht hinaus zum Vater.

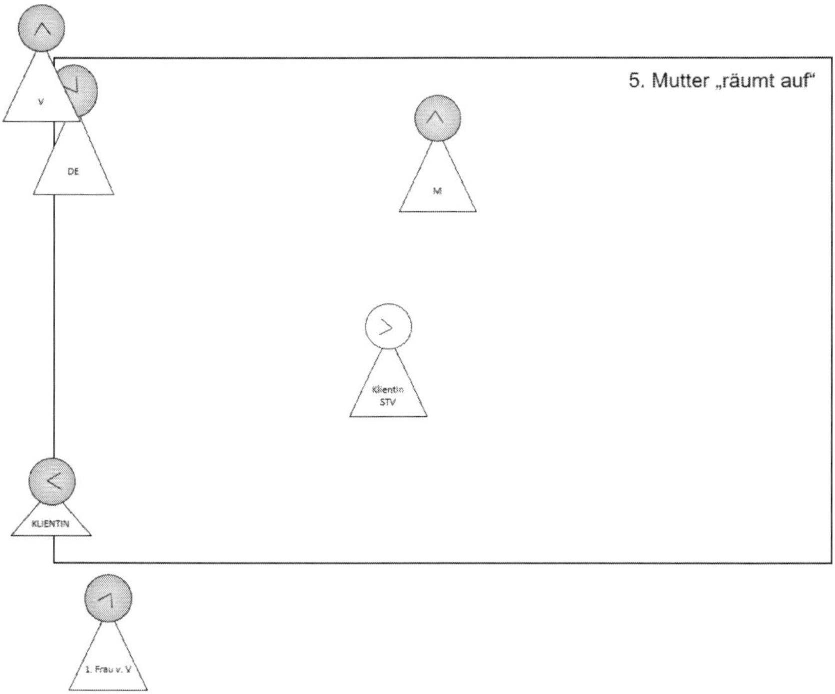

Auf Nachfragen der AL, wie sich die Stellvertreter und die KLIENTIN **selbst** nach der Umstellung fühlten, äußern sich die Stellvertreter und die KLIENTIN **selbst** folgendermaßen:

- Der Vater im Vorzimmer sagt: „Es geht mir besser, seitdem sie da ist“, er meint die Depression, aber er möchte hier nicht so abgestellt werden, er möchte wieder hereinkommen.
- Die Depression sagt: „Ich würde lieber hierbleiben.“
- Die 1. Frau sagt: „Das passt mir nicht, dass ich so stehen muss, ich sehe ja niemanden.“

- Die STV der Klientin wird befragt, wie es ihr geht, sie sagt: „Ich fühle mich überflüssig, aber das passt gut, dass sie alle weg sind. Jetzt ist es ruhig und das Hin und Her ist endlich vorbei.“
- Die Klientin **selbst** sitzt währenddessen nach wie vor am Sessel und beobachtet interessiert. Dann sagt sie: „Irgendwie fühle ich mich jetzt freier, ich könnte jetzt auch gehen, es tut mir nur leid, dass die Person (sie meint den Vater im Vorraum) jetzt so alleine ist, aber irgendwie ist es trotzdem besser, weil ich diesen Druck nicht mehr habe.“

Die AL öffnet nun die Aufstellung und interveniert wie folgt:

Sie holt den Vater herein und stellt die 1. und die 2. Frau zu ihm. Die Klientin **selbst** und die STV der Klientin holt sie dazu. Die Depression stellt sie etwas entfernt mit Blickkontakt zur Gruppe hinzu. Sie beginnt mit einer Intervention beim Vater und seiner 1. Frau.

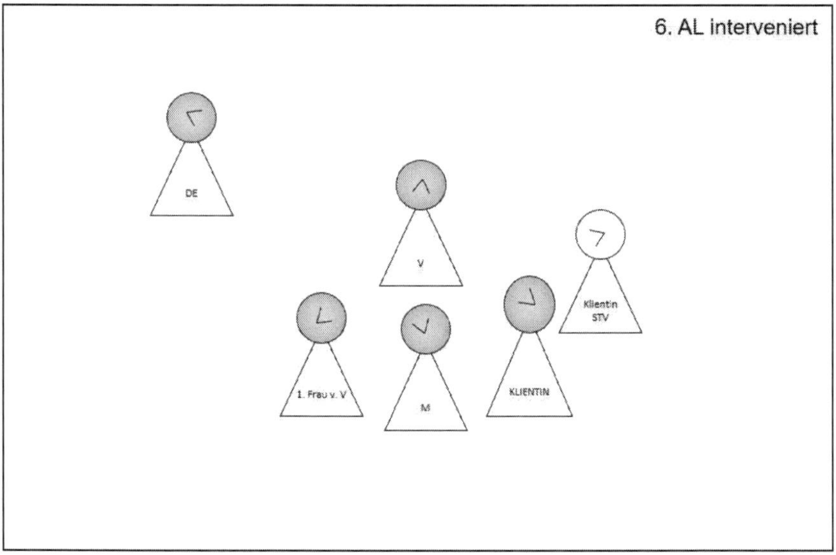

Der Vater sagt auf Vorschlag der AL zur 1. Frau: „Du bist meine 1. Frau und ich habe dich sehr geliebt, ich vermisse dich noch heute und meine Trauer um dich hat nie geendet und uns alle belastet. Das ist meine Tochter (er zeigt dabei zur Klientin), sie hat nichts mit dir zu tun.“ Zur Tochter sagt er auf Vorschlag der AL: „Es war mir nicht bewusst, aber zuerst war deine Mutter Ersatz für sie (er zeigt zur 1. Frau) und jetzt brauche ich dich und das ist nicht richtig.“ Die Klientin weint und sagt mit ihren eigenen Worten: „Ich habe es gewusst, ich habe Angst um dich.“ Sie weint, dann sagt sie mit ihren eigenen Worten zum STV des Vaters: „Es ist nicht richtig, aber du kannst ja nichts dafür, weil du nicht weißt, was du da tust, aber ich weiß es jetzt.“ Die Mutter nickt dazu. Die Depression hat sich nun neben den Vater gestellt.

Die AL fragt die Klientin, ob sie etwas zu ihrer Mutter sagen möchte, die Klientin beginnt nun heftig zu weinen, sie weiß noch nicht, wen die Personen vertreten und sagt: „Mama es war so schlimm und traurig für dich, aber das hättest du nicht tun dürfen, du hast mich allein gelassen“. Die Mutter nimmt sie in die Arme, die KL lässt es zu. Nach einer langen Trauerarbeit kann die Klientin gut loslassen. Die Worte ‚Mama, ich achte deine Entscheidung, dass du gehen wolltest, auch wenn es für mich sehr schwer war‘, waren für sie stimmig und befreiend. Dann sagt die Klientin auf Vorschlag der AL zu ihrem Vater: „Das ist meine Mutter und ich habe nichts mit deiner 1. Frau zu tun. Ich kann dich nicht trösten, Papa, ich achte deine Trauer um deine 1. Frau, aber ich stehe dir jetzt nicht mehr zur Verfügung, denn das würde mir schaden. Jetzt werde ich alles dafür tun, um mein Leben gut zu gestalten, das bin ich euch und mir selbst schuldig.“ Die Klientin sagt dies mit kräftiger und überzeugender Stimme, sie ist, wie sie sagt, erleichtert. Die Mutter und die 1. Frau freuen sich offensichtlich. Der Vater wirkt betroffen, nickt aber dann zustimmend und sagt, sie soll das so machen, es ist richtig, er will ja nur ihr Bestes. Die Mutter sagt plötzlich: „Ich möchte noch was sagen.

Ich fühle mich so nervös neben ihr, (sie meint die 1. Frau= ihre verstorbene Freundin)“. Die 1. Frau sagt: „Ja, irgendwas stimmt nicht zwischen uns.“ Auf Vorschlag der AL sagt die Mutter zur 1. Frau: „Ich habe dich sehr vermisst und wir haben gemeinsam um dich getrauert (sie schaut zu ihrem Mann), aber geliebt hat er dich. Ich wollte dich nicht ersetzen, aber für ihn war ich ein Ersatz.“ Der Vater nickt. Die 1. Frau sagt mit ihren Worten: „Für mich ist das alles in Ordnung, du brauchst dich nicht schuldig fühlen.“ Nach diesen Worten weint die Mutter und die beiden umarmen sich.

Die Aufstellung war nach 2 Stunden 20 Minuten abgeschlossen. Bei der Schlussrunde des Seminars gab die Klientin folgendes Feedback: „Es ist jetzt alles so klar, ich fühle mich nun stark genug, dass ich mir eine Wohnung beschaffe. Meinem Vater werde ich sagen, dass ich als seine Tochter da bin für ihn, aber nicht als Ersatz für seine 1. Frau da sein kann. Es war gut, dass ich mich noch mal von meiner Mutter verabschieden konnte, auch da fühle ich mich jetzt erleichtert, ich verstehe sie jetzt besser und bin ihr nicht mehr böse.“

Frau S. wird weiterhin von ihrer Therapeutin begleitet, es wurde daher keine weitere Beratung vereinbart. Nach ca. 4 Monaten erhielt die AL jedoch eine Nachricht von Frau S., indem sie berichtete, dass es ihr viel besser ginge und dass sie nun endlich eine eigene Wohnung habe.

3.2.6 Ergebnis Fallvignette 2

In der Aufstellung konnte die Aufstellungsleiterin durch die Aussagen und Verhaltensweisen der Stellvertreter und der Klientin eine Übertragung der Gefühle seitens des Vaters von der 1. Frau auf die Tochter feststellen. Die Stellvertreterin der Klientin fühlte sich zwischen der 1. Frau und dem Vater zerrissen. Bereits die ersten Bewegungen und Aussagen der Stellvertreter in der verdeckten Aufstellungsarbeit verstärken die Annahmen der AL betreffend der Übertragung und dem daraus entstehenden Konflikt für die Klientin.

Die STV der Klientin geht kurz zu ihrer Mutter, sie verweilt einen Augenblick und sagt: „Hier bekomme ich einen Druck im Magen und ich kann ihr nicht lange in die Augen schauen, obwohl sie mir sympathisch ist." Auf die Frage der AL, was dieser Druck sagen würde, wenn er Worte hätte, sagt die STV der Klientin: „Es ist ein Schmerz, mir kommen die Tränen."

In weiterer Folge geht sie ständig zwischen ihrem Vater und der 1. Frau hin und her, sie äußert, dass sie sich so zerrissen fühlt zwischen den beiden und nicht weiß, wo sie hingehört.

Darauf sagt die 1. Frau lächelnd: „Ich wünsche mir so sehr, dass sie zu mir kommt,"

Die STV der Klientin geht zögerlich zu ihr und sagt: „Es ist gut bei ihr, aber ich halte es nicht lange aus, hier wird mir so heiß", sie schwitzt und atmet heftig, dann geht sie wieder einige Schritte weg in Richtung ihres Vaters, er reicht ihr die Hand, sie lässt sich etwas unsicher von ihm in seine Arme ziehen und sagt: „Das ist viel zu eng", sie befreit sich und stellt sich dann neben ihn und meint: „So geht es." Die 1. Frau setzt sich daraufhin zu Boden, sie antwortet auf die Frage der AL, was sie jetzt so müde macht: „Es nimmt mir so viel Energie, wenn ich die beiden dort sehe." Die AL fragt sie, ob es einen Platz gibt, wo sie sich kraftvoller fühlen würde. Sie schüttelt den Kopf: „Ich bin einfach so müde, aber sie, (sie zeigt zur STV der Klientin) sie mag ich sehr, sie gehört zu mir, es macht mich traurig, dass sie dort steht." Darauf sagt die verstorbene Mutter, die bis dahin nur still in der Ecke stand und beobachtete: „Das halt ich gar nicht aus, das ist alles falsch."

Auf Nachfragen der AL, ob sie sagen oder spüren könne, was richtig ist, sagt die Mutter. „Sie (zeigt zur Tochter) gehört dort nicht hin zu den beiden, das macht mich fast wütend."

Die STV der Klientin weint plötzlich und sagt: „Genauso fühle ich das auch."

Als später die Klientin **selbst** in die Aufstellung kommt**,** geht sie kurz zu allen Stellvertretern.

- Beim Vater hat sie ein vertrautes, aber beklemmendes Gefühl, sie spürt eine Enge in der Brust.
- Bei der Mutter fühlt sie sich gut. „Sie ist wichtig", meint sie.
- Bei der 1. Frau geht es ihr ganz gut.
- Bei der Depression sagt sie: „Die Person tut mir leid, weil sie so alleine ist."
- Die Depression sagt: „Ich fühle mich gut hier und habe nur Interesse an ihr", sie zeigt dabei zum Vater der Klientin.
- Letztlich bleibt sie bei der 1. Frau und setzt sich nach einiger Zeit zu ihr auf den Boden, beide lächeln sich zufrieden an. Auf die Frage der AL, wie sie sich hier fühlt, antwortet die Klientin: „Gut, auch wenn sie am Boden sitzt. Mir wäre es aber lieber, wenn sie stehen würde."

Die 1. Frau meint, nachdem sich die Klientin selbst zu ihr gesetzt hat: „Sie ist mir sehr vertraut, es ist gut, dass sie da ist", sie legt ihr dabei den Arm um die Schulter, „aber aufstehen geht nicht, ich bin zu müde."

Die STV der KL, die noch immer beim Vater steht, sagt: „Jetzt würde ich auch gerne zu den beiden gehen." Sie setzt sich dazu.

Der Vater steht nun alleine vor der 1. Frau, der STV seiner Tochter und der Tochter=KLIENTIN **selbst**, alle drei sitzen am Boden. Er sagt: „Ich gehöre zu denen, ich möchte mich jetzt auch zu ihnen setzen."

Kurz nachdem auch der Vater und die STV der Klientin hinzukommen, steht die Klientin **selbst** mit den Worten: „Wir sind jetzt aber zu viel", auf. Für die AL wird dadurch deutlich, dass die Tochter mit der 1. Frau identifiziert ist. Die AL sieht durch dieses Weggehenwollen das Bedürfnis nach Ablösung bei der Klientin, möglicherweise weil die Klientin die Notwendigkeit ihrer Anwesenheit nicht mehr als richtig empfindet, da der Vater bei der 1. Frau ist und die 1. Frau wahrnimmt anstelle seiner Tochter.

Die verstorbene Mutter wurde in der Aufstellung zum zweiten Mal sehr energisch. Als sie alle am Boden sitzend sah, ergriff sie die Initiative, indem sie plötzlich von hinten meinte: „Ich würde hier am liebsten aufräumen, das ist alles falsch hier."

Sie wurde von der AL mit dem Auftrag „aufzuräumen" gebeten, alle Personen so zu stellen, wie sie es richtig findet. Die Stellvertreter wurden gebeten, den Veränderungswünschen der Mutter zu folgen.

- Die Mutter kommt langsam näher, sie geht zur 1. Frau, schaut sie freundlich, aber etwas befangen an, sie nimmt die 1. Frau bei der Hand und geht suchend im Raum umher, sie findet keinen Platz für sie. Dann nach einigen Minuten stellt sie die 1. Frau zurück in eine Ecke des Raumes, geht ein Stück betrachtend zurück, geht wieder zu ihr, dann dreht sie die 1. Frau mit dem Gesicht zur Wand. Den Mann lächelt sie fast triumphierend an, sie geht auf den Zehenspitzen, während sie ihn an der Hand hält und führt ihn in einen anderen Raum – in das Vorzimmer – und schließt die Tür. (Er folgt ihr nur widerwillig). Die Tochter = KL **selbst** steht nun alleine, sie nimmt sie bei der Hand und setzt sie raus aus dem Kreis auf einen Sessel. Bei der STV der Klientin sagt sie: „Was mache ich mit dir?" Die STV der KL fühlt sich jetzt überflüssig. Die Mutter überlegt und sagt dann: „Ja, die ist zu viel, sie könnte auch gehen." Dann geht die Mutter wieder zurück auf ihren Platz und lächelt beim Vorbeigehen die Depression an.
- Die Depression fragt die AL: „Kann ich rausgehen?", sie zeigt dabei zum Vorraum, in dem der Vater allein steht. Die Depression geht hinaus zum Vater.

Nachdem die Aufstellung geöffnet und die Personen benannt wurden, reagierte die Klientin gegenüber ihrer Mutter mit heftigem Weinen. Die intensive Trauerarbeit um die Mutter war insofern wichtig, weil die Klientin bisher die Vorwürfe gegenüber der verstorbenen Mutter von ihrem Vater übernommen hat und die ambivalenten Gedanken und Gefühle über ihre Mutter belastend waren. Die AL sieht die Trauer um die Mutter aber nicht als Grund für die Gebundenheit an den Vater und für die Depression der Klientin.

Die AL kommt zu dem Ergebnis, dass die Klientin durch die Identifizierung mit der 1. Frau kein autonomes Leben führen kann. Dass die glorifizierte Liebe und nicht bewältigte Trauer des Vaters es ihm unmöglich machen, seine Tochter freizugeben. Das Verhalten der Depression zeigte, dass diese zum Vater gehört und sich vermutlich auf die Klientin überträgt. Die Klientin konnte in der Aufstellung Klarheit gewinnen. Sie konnte für die Aufstellungsleiterin eine spürbare energische Grenze zwischen der 1. Frau und ihrem eigenen Leben setzen. Die Klientin schaffte es nach einigen Monaten in eine eigene Wohnung zu übersiedeln.

In diesem Fall werden die möglichen Wirkungen einer Glorifizierung und unbewältigten Trauer um einen früheren Partner auf ein Kind aus der nächsten Partnerschaft wahrnehmbar.

3.3 Fallvignette 3

Die ausgewählte Fallvignette betrifft eine Klientin, die sich die Frage stellt, weshalb ihr 11-jähriger Sohn meint, dass sein Vater erschossen werden müsse.

3.3.1 Reflektierter, anonymisierter und verfremdeter Fallbericht

Die diktierte Aufzeichnung erfolgte unmittelbar nach dem Beratungsgespräch. Die Familienaufstellung wurde während der Aufstellung großteils sofort protokolliert. Die Positionierungen und Bewegungen der Stellvertreter wurden aufgezeichnet.

3.3.2 Einleitung und Beratungsgespräch

Das Beratungsgespräch wurde zum Teil während und nach der Beratung protokolliert.

Frau K. nahm an einem Familienaufstellungsseminar teil. Ihre Aufstellung betraf eine Konfliktsituation mit ihrer Mutter. Nachdem ihre Aufstellung bereits abgeschlossen war, kam sie am späten Nachmittag sehr aufgewühlt zur Aufstellungsleiterin mit dem Wunsch, sofort nach Hause fahren zu wollen, weil ihr 11-jähriger Sohn Max große Probleme mache. Sie zitterte und weinte heftig. Die AL äußerte ihre Bedenken, dass Frau K. in ihrem derzeitigen Zustand Auto fahren wollte. Frau K. nahm den Vorschlag einer Aussprache an, sie versuchte unter heftigen Emotionen ihre Sorgen zu schildern.

Frau K. berichtet am Beginn sehr aufgeregt und unstrukturiert: „Ich kann nicht verstehen, was da passiert, was los ist mit ihm, noch einmal halte ich das nicht aus.“ Sie ist völlig außer sich und nur schwer zu beruhigen. Nach geraumer Zeit fasst sie sich und kann klarer sprechen: „Mein Sohn Max verhält sich extrem aggressiv seinem Vater gegenüber, er ist an diesem Wochenende bei ihm und Max hat mich heute Mittag angerufen und gesagt: ‚Mama, der Papa gehört erschossen‘, so etwas hat er noch nie gesagt.“ Frau K. weint wieder. „Wir sind seit drei Jahren geschieden und mein Exmann ist wirklich ein liebevoller Vater, wir verstehen uns gut und wollen beide das Beste für unser Kind, deshalb verstehe ich nicht, weshalb ihn Max seit der Scheidung derart ablehnt. Es war aber schon früher so, dass er nicht gerne zu seinem Vater wollte, aber es war nicht so extrem, er ist immer eher auf mich fixiert gewesen. Max sagte sogar einmal noch während unserer Ehe: ‚Ich habe Angst, dass dir der Papa was tut'". Auf die Frage der AL, was sie gemeint hat mit der Aussage, dass sie das nicht noch mal aushält, sagt sie: „Das war Unsinn, das hat ja nichts mit Max zu tun." Die AL meint dazu, das kann man nie wissen und vorhin hat es so geklungen, als würde sie etwas noch einmal erleben. Dann sagt sie: „Es war so fürchterlich", und sie beginnt etwas zögerlich aus ihrem Leben zu erzählen. Sie war schon einmal kurz verheiratet und ihr 1. Mann hat seinen Vater und dann sich selbst erschossen. Sie schaut die AL fragend an und meint: „Aber das hat doch nichts mit meinem Sohn zu tun, oder?" Sie erklärt ihre Ängste plötzlich sehr sachlich: „Es ist für mich nur so beängstigend, weil ich das damals miterlebt habe, aber das ist alles." Sie wirkt auf die AL so, als ob sie sich mit dieser Überzeugung selbst beruhigen möchte. Die AL klärt Frau K. über die Möglichkeit einer Übertragung mit früheren Partnern auf. Die Klientin ist vorerst schockiert und kann nicht verstehen, wieso ihr Sohn dadurch betroffen sein sollte, weil er doch nichts mit dem früheren Mann zu tun hat und sie nie über ihn gesprochen hat und ihr Sohn gar nicht weiß, dass sie schon einmal verheiratet war. Auf die Frage der AL, wie sie die Tat ihres 1. Mannes verarbeitet hat, beginnt sie wieder zu weinen und kann sich kaum mehr fassen. Sie berichtet: „Er war ein wunderbarer Mann, wir kannten uns seit unserer Jugendzeit, ich habe ihn sehr geliebt und ich kann es noch immer nicht glauben, dass er so etwas getan hat. Wir waren nur drei Wochen verheiratet. Ich bin schuld, weil ich wollte, dass er sich mit seinem Vater versöhnt und ihn zur Hochzeit einlädt. Er hat seinen Vater gehasst, weil er die Mutter misshandelt hat. Er war 16 Jahre alt, als seine Mutter endlich die Scheidung einreichte." Die Klientin erinnert sich, dass ihr 1. Mann nach der Scheidung sehr erleichtert war, weil er in der Angst gelebt hatte, dass der Vater eines Tages seine Mutter erschlägt. Er brach den Kontakt zum Vater völlig ab. „Erst bei der Hochzeit haben sie sich wieder getroffen, sie haben sich zwar distanziert, aber vernünftig verhalten", meint die Klientin. „Kurz nach der Hochzeit gab es einen Streit, sie haben telefoniert und mein Mann hat zu schreien begonnen, er sagte: ‚Von dir will ich nichts, du kannst dir alles behalten.' Dann ist er wütend zu ihm gefahren, weil er ihm sogar das Hochzeitsgeschenk zurückgeben wollte. Sein Vater ist Jäger und er hat ihn und sich selbst mit dem Jagdgewehr seines Vaters erschossen. Ich kann es mir nicht verzeihen, dass ich ihn überredet habe, mit ihm Kontakt aufzunehmen, er würde heute noch leben." Die AL versucht die Klientin zu beruhigen und gibt ihr zu bedenken, dass sie wahrscheinlich durch ihre Schuldgefühle noch sehr an ihren 1. Mann gebunden ist und diese Bindung auch auf ihren Sohn Max eine Wirkung haben kann. Die Klientin meint: „Langsam verstehe ich erst, was da passiert."

Sie ist sehr entschlossen und will dieses Thema noch am selben Wochenende aufstellen. Sie möchte wissen, ob Max durch diese Tragödie belastet wird. Die Aufstellung wird am nächsten Tag durchgeführt.

3.3.3 Aufstellung

Für die Aufstellung werden jene Personen aufgestellt, die eine mögliche Wirkung auf Max haben könnten. Wir wählen folgende Personen für die Aufstellung – aus der Position von Max aus, die Kurzform der Benennung wird bei den Skizzierungen angeführt.

Die Aufstellungsleiterin	kurz: AL
Vater von Max	kurz: V
Max	kurz: Max
1. Mann	kurz: 1. Mann
Vater vom 1. Mann	kurz: V. vom 1. Mann
Mutter (Klientin)	kurz: M
Mutter selbst (Klientin)	kurz: M selbst

3.3.4 Die Frage der Klientin für die Aufstellung

- Woher kommen die Aggressionen von meinem Sohn Max gegenüber seinem Vater? Stehen sie in irgendeiner Weise im Zusammenhang mit der Trennung von meinem 1. Mann oder mit der Scheidung von meinem 2. Mann, seinem Vater?

3.3.5 Annahme

Die Annahme der AL ist, dass Max mit dem 1. Mann seiner Mutter identifiziert ist und dass die Aggressionen und Persönlichkeitsanteile des 1. Mannes im Kind als Täterintrojekte wirken.

Die Aufstellung wird – wie in Methodik unter Punkt 2.3 *Vorgangsweise und Ablauf der verdeckten Aufstellung nach Achleitner* dargestellt – geleitet.

Die genannten stellvertretenden Personen, im Folgenden in der Kurzform STV bezeichnet, werden informiert, dass sie alle ihre Wahrnehmungen aussprechen können. Sie werden intuitiv von der Aufstellungsleiterin gewählt, neutral im Kreis aufgestellt und still benannt. Keiner der STV weiß, wen er vertritt. Die Stellvertreter wissen, dass sie sowohl weibliche wie männliche Personen vertreten können. Die Aussagen der Stellvertreter werden Wort für Wort sofort schriftlich festgehalten.

Auf Wunsch der Klientin wird den Stellvertretern nur teilweise das Anliegen der Klientin mitgeteilt. Sie wissen nicht, dass der 1. Mann sich und seinen Vater erschossen hat. Die Klientin erklärt sich aber für den Fall, dass eine Übertragung auf Max wirken könnte, damit einverstanden, dass das Thema bei einer Intervention offen angesprochen werden kann.

Frau K. betrachtet mit der Aufstellungsleiterin die Bewegungen der Stellvertreter und kommt erst später, nachdem sich eine Kernaussage der Aufstellung zeigt, selbst in die Aufstellung hinein.

Die Stellvertreter werden, nachdem sie alle im Kreis aufgestellt sind, mit den folgenden Worten angeleitet: „Spürt euren Körper und nehmt euer Interesse oder Desinteresse für Personen wahr, geht mit euren Bewegungen mit, alles was ihr spürt und wahrnehmt, ist wichtig, lasst euch führen, geht dahin, wo euer größtes Interesse ist. Auch Abneigungen sind wichtig, bitte nehmt auch wahr, wem ihr nicht nahe sein wollt. Wer müde ist, kann dies zeigen, aussprechen oder sich auf den Boden setzen.“

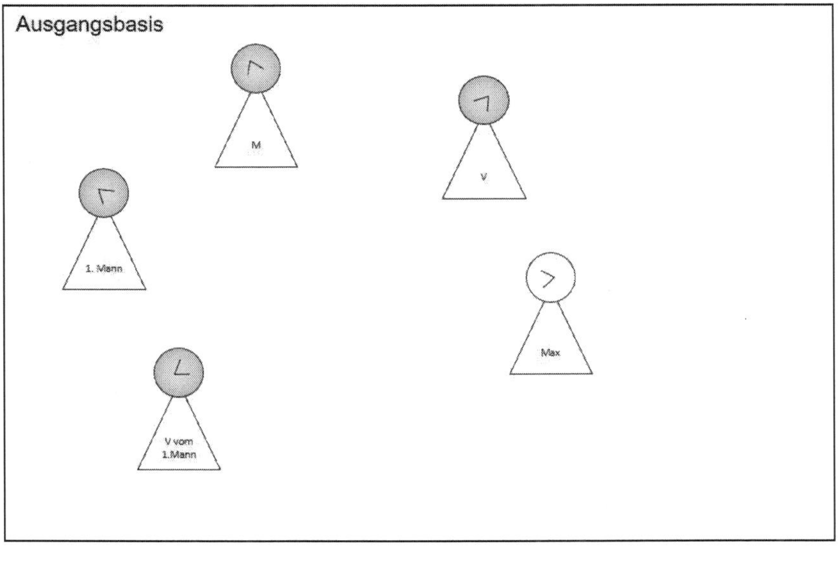

Die ersten Bewegungen der Stellvertreter:

- Der 1. Mann stellt sich sofort zu Max.

- Max hat seine Position nicht verändert, sein Gesicht ist rot und er ballt die Hände langsam zu Fäusten, er wirkt abwesend, so als ob er niemand um sich wahrnehmen würde.
- Der 1. Mann nimmt etwa dieselbe Handhaltung ein, im Unterschied zu Max öffnet er zwischendurch immer wieder die Fäuste und spreizt seine Finger.
- Max hat die Augen geschlossen, er schaut entweder auf die Decke oder sein Blick irrt ausweichend herum.
- Beide wirken äußerst angespannt und unruhig.
- Max und der 1. Mann beginnen synchron von einem Bein auf das andere zu steigen.
- Nach einigen Minuten äußert sich Max auf die Frage der AL, warum er immer die Augen geschlossen hat, dass er bald woanders hingehen muss, weil er ihn nicht anschauen kann, er zeigt dabei auf seinen Vater. Die AL fragt nach, was passieren würde, wenn er bleibt, er sagt: „Dann zerreißt es mich."
- Der Vater stellt sich in unmittelbare Nähe von Max und dem 1. Mann, er hat sich kaum bewegt und schaut eher unbeteiligt, er wundert sich, weshalb die Person (Max) ihn ablehnt, weil er ihn nett findet. ‚Da stimmt was nicht', meint er.
- Der 1. Mann beginnt stark zu zittern und er sagt, dass er eine Sperre im Kiefer spürt. Auch klagt er über einen extremen Kopfdruck. Er sagt: „Ich möchte gehen, weil ich das nicht mehr lange aushalte." Den Blick zu seinem Vater vermeidet er.
- Der Vater des 1. Mannes stellt sich mit dem Rücken an den Rücken des Vaters von Max, er fühlt sich auf diese Weise sicherer und er möchte der Person Halt geben. Der Vater von Max fühlt sich dadurch etwas gestört, er sagt: „Die Person kann schon da sein, aber die Berührung ist nicht angenehm. Es wäre mir lieber, wenn sie sich neben mich stellt." Das möchte der Vater des 1. Mannes aber nicht, er nimmt etwas Abstand, aber er bleibt hinter ihm stehen.
- Die STV der Klientin stellt sich in die Nähe von den beiden Vätern = ihrem 2. Mann und dem Vater ihres 1. Mannes. Sie sieht zu Boden und sagt: „Ich will eigentlich niemanden sehen, aber ich kann nicht wegschauen. Wenn ich die beiden da stehen sehe, muss ich sie immer wieder anschauen (sie zeigt auf den Vater ihres 1. Mannes und auf den Vater von Max), das macht mich traurig, die sind wie siamesische Zwillinge und sie gehören auseinander und auch die zwei (sie

zeigt zu Max und ihrem 1. Mann)." Sie sagt: „Die tun sich nicht gut, so wie die dastehen."

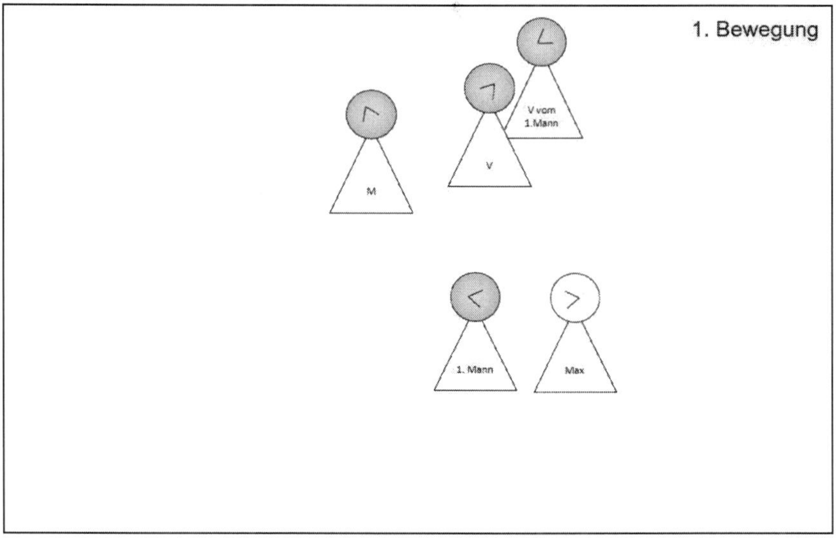

- Max geht hinaus in den Nebenraum, er sagt: „Ich muss raus, sonst wird mir übel."
- Der 1. Mann möchte ihn sofort begleiten, er sagt: „Wenn er geht, dann muss ich mitgehen." Max spricht nicht dagegen und lässt es zu, dass der 1. Mann mitgeht.
- Beide fühlen sich alleine im Nebenraum besser, aber Max möchte doch wieder weg, er meint: „Wenn die Person da ist, muss ich wegschauen, weil ich so eine Hitze spüre." Max kann den 1. Mann kaum anschauen, er schließt immer rasch die Augen, wenn sich ihre Blicke begegnen.

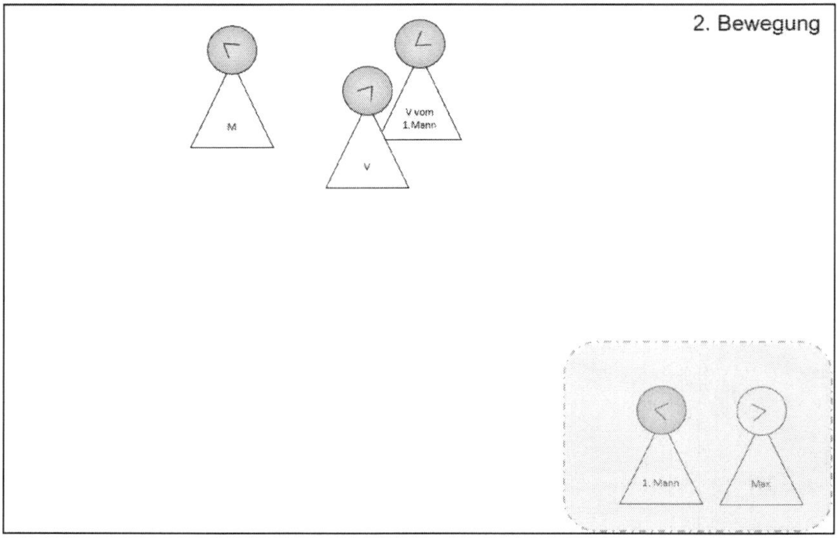

- Dann geht Max zurück in den Raum und stellt sich in einer aggressiven Haltung vor seinem Vater auf, er stemmt eine Hand in die Hüfte und die andere hat er geballt. Der Vater lächelt ihn dennoch an, Max schaut daraufhin betreten zu Boden und ballt wieder beide Fäuste. Der Vater fragt: „Was hast du gegen mich?“ Max sagt: „Jetzt fangen meine Augen zu zucken an.“ Seine Augenlider zucken stark. Die AL fragt Max: „Was möchtest du hier, wie fühlst du dich? Du wirkst so mächtig vor ihm.“ Er sagt: „Ich weiß es nicht, er reizt oder nervt mich irgendwie, aber ich muss trotzdem hier sein.“
- Der 1. Mann folgte Max, er bleibt aber mit etwas Abstand zu Max stehen, er sagt: „Er tut mir so leid, ich möchte ihm helfen.“ Max hat Tränen in den Augen.
- Die AL bittet nun die Klientin **selbst** in die Aufstellung zu kommen. Sie geht sofort zu ihrem Sohn und weint.
- Max bleibt davon unberührt und starrt unbewegt weiter in den Boden hinein.

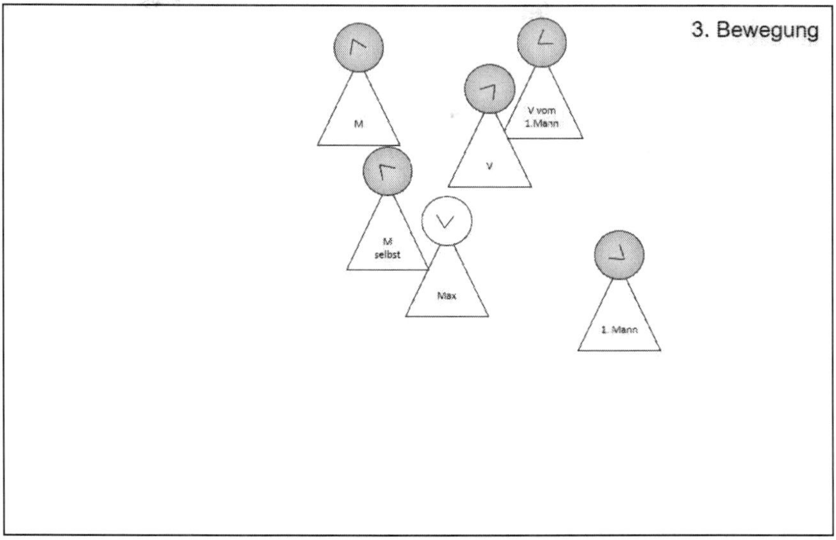

Die Aufstellung wird mit der Intervention der AL geöffnet, indem sie Max ersucht, den Blick zum 1. Mann zu halten und folgende Worte nachzusprechen: „Du bist der 1. Mann meiner Mutter und das ist mein Vater." Max spricht die Worte nur zögerlich nach und als er sagt: „Das ist mein Vater", meint er, „das ist ein komisches Gefühl, stimmt das wirklich?" Max kann noch immer den Blickkontakt zum 1. Mann kaum halten, er schließt immer wieder die Augen. Die AL ersucht ihn, den Blick zu halten: „Sieh ihm in die Augen und sag ihm, ich sehe dich deutlich. Du bist der 1. Mann meiner Mutter und ich bin hier ein Kind, du bist verstorben und ich lebe, ich habe nichts mit dir zu tun." Während Max die Worte nachspricht, schließt er immer wieder kurz die Augen. Die KL **selbst** hat sich dazugestellt, sie ist sehr aufgeregt, auch sie kann ihren 1. Mann kaum ansehen, sie kämpft mit den Tränen. Die AL fragt sie, ob sie ihrem 1. Mann etwas sagen möchte. Die KL sagt mit ihren Worten: „Es ist alles meine Schuld, ich hätte dich nicht überreden dürfen, dass du dich mit ihm versöhnst, ihr würdet beide noch leben." Sie weint, während sie spricht. Dann sagt sie: „Jetzt werde ich dafür bestraft, weil Max genauso wird wie du." Der 1. Mann schüttelt den Kopf und sagt: „Das hat nichts mit dir zu tun."

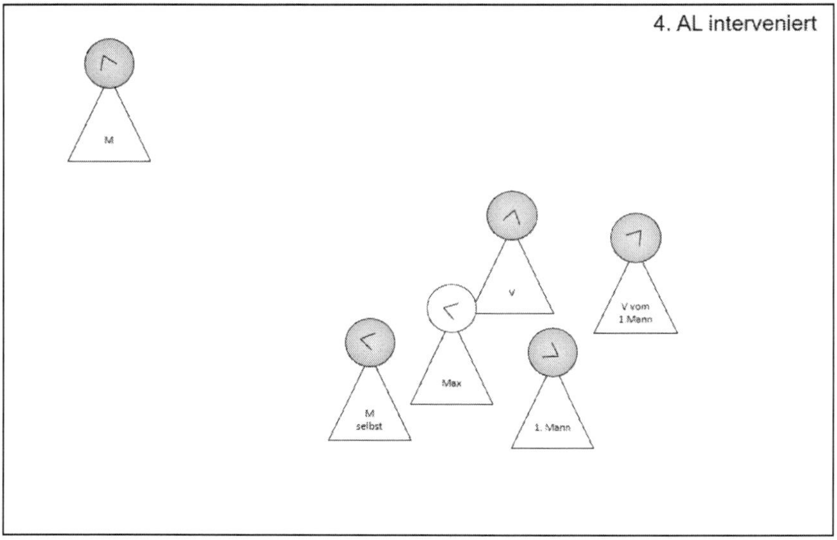

Die AL schlägt der KL folgende Worte zum 1. Mann vor: „Ich hätte es nicht verhindern können, früher oder später wäre es passiert, ich achte euer Schicksal. Ich bin nicht für deine Tat verantwortlich.“ Die KL nickt und sagt: „Vielleicht stimmt das, wahrscheinlich musste es so kommen.“ Die AL bietet ihr noch folgende Sätze an: „Ich habe dich sehr geliebt und ich vermisse dich noch immer. Ich behalte unsere Liebe und dich in guter Erinnerung und achte, was geschehen ist, alles andere darf ich in deiner Verantwortung und bei deinem Vater lassen. Jetzt lasse ich dich in Ruhe und ich weiß, dass wir dann alle unseren Frieden finden.“ Die Klientin kann die Sätze gut spüren und sie sagt: „Es fühlt sich richtig an.“ Sie wiederholt wie zur eigenen Bestätigung nochmals: „Ja, es stimmt, ich hätte es nicht verhindern können“, dann lächelt sie und schaut zu ihrem Sohn. Die AL holt die beiden Väter dazu, die STV der KL hat sich bereits dazugestellt. Die AL klärt sie auf, wen die anderen Personen vertreten. Die Klientin sagt mit ihren Worten zum 2. Mann = Vater von Max: „Jetzt ist alles klar für mich, weshalb er nicht zu dir will.“ Auf Vorschlag der AL sagt die Klientin zu ihrem Sohn: „Das ist dein Vater und er liebt dich sehr, du brauchst keine Angst um mich haben, dein Vater und ich haben uns geliebt und geachtet. Du hast nichts mit meinem 1. Mann zu tun, er hatte Angst um seine Mutter und war wütend auf seinen Vater.“ Dann sagt sie streng: „All das geht dich nichts an, Max.“ Die AL ergänzt den Satz noch und sagt: „Auch mich als deine Mutter geht das nichts mehr an.“ Max hat sich schon lange entspannt, er sagt: „Es geht mir gut, ich kann jetzt alle anschauen und spüre auch, dass das mein Vater ist und dass er nett ist." Zur Versicherung lässt die AL auch Max folgende Sätze noch einmal nachsprechen: „Du bist mein Vater und mit ihm (er zeigt zum 1. Mann) habe ich nichts zu tun." Max sagt dies nun überzeugend und mit starker Stimme. Der 1. Mann sagt: „Jetzt geht es mir auch gut."

Die AL stellt nun den 1. Mann gemeinsam mit seinem Vater etwas zurück in den Raum. Max, die Klientin und den Vater stellt sie als eigene Gruppe so zusammen, dass sie keinen Blickkontakt zum 1. Mann und seinem Vater haben. Die STV fühlten sich richtig auf ihren Plätzen.

Die Aufstellung ist nach ca.1 Stunde 30 Minuten abgeschlossen. Es ist die letzte Aufstellung an diesem Seminarwochenende. Die Klientin sagt unmittelbar nach ihrer Aufstellung in der Schlussrunde: „Ich bin noch sehr aufgewühlt, aber dennoch ganz klar und beruhigt."

3.3.6 Anschließende Beratung

Die Klientin kommt noch einmal nach 6 Wochen zu einer Beratung. Sie berichtet, dass ihr Sohn seine Ablehnung dem Vater gegenüber zur Gänze abgelegt hat. Sie hat ihm alles erzählt und ihm auch erklärt, dass er durch dieses Geschehen belastet war. Max reagierte gelassen und antwortete darauf: „Ich habe es ja selbst auch nicht verstanden, warum ich den Papa nicht mehr gemocht habe." Die Klientin erzählt auch, dass sie nun verstehen kann, weshalb Max sie immer sehr bewacht hat, wenn sein Vater da war. Den Ängsten von Max, dass der Vater seiner Mutter was antun könnte, hat die Klientin nie viel Bedeutung beigemessen, sie dachte, Max sei nur eifersüchtig. „Max und sein Vater werden im Sommer zum ersten Mal eine Woche alleine verreisen", erzählt sie glücklich. Die Klientin selbst fühlt sich erleichtert, sie sagt: „So oft habe ich mir gedacht, dass das einfach ein trauriges Schicksal meines 1. Mannes ist, das ich annehmen muss, und dann kamen wieder meine Schuldgefühle, ich bin froh, dass ich mich jetzt nicht mehr schuldig fühle und davon loslassen kann."

3.3.7 Ergebnis Fallvignette 3

Die Fragestellung, ob Max durch die Tat des 1. Mannes mit den Täterintrojekten identifiziert ist, zeigte sich für die AL durch die Verhaltensweisen der Stellvertreter von entsprechender Bedeutung. Der 1. Mann stellt sich sofort zu Max. Das Gesicht von STV Max ist rot und er ballt die Hände langsam zu Fäusten, er wirkt abwesend, so als ob er niemanden um sich wahrnehmen würde. Der 1. Mann nimmt etwa dieselbe Handhaltung ein. Max hat die Augen geschlossen, er schaut entweder auf die Decke oder sein Blick irrt ausweichend herum. Beide wirken äußerst angespannt und unruhig. Max und der 1. Mann beginnen synchron von einem Bein auf das andere zu steigen. Sie spiegeln sich im Verhalten. Nach einigen Minuten äußert sich Max auf die Frage der AL, warum er immer die Augen geschlossen hat, dass er bald woanders hingehen muss, weil er ihn nicht anschauen kann, er zeigt dabei auf seinen Vater. Die AL fragt nach, was passieren würde, wenn er bleibt, er sagt: „Dann zerreißt es mich." Der Vater steht in unmittelbarer Nähe von Max und dem 1. Mann, er wundert sich, weshalb die Person (Max) ihn ablehnt, weil er ihn nett findet. „Da stimmt was nicht", meint er. Der 1. Mann beginnt stark zu zittern und er sagt, „dass er eine Sperre im Kiefer spürt". Auch klagt er über einen extremen Kopfdruck, er sagt: „Ich möchte gehen, weil ich das nicht mehr lange aushalte." Den Blick zu seinem Vater vermeidet er. Der Vater des 1. Mannes steht mit dem Rücken am Rücken des Vaters von Max, er fühlt sich auf diese Weise sicherer, er möchte der Person Halt geben. Der Vater von Max fühlt sich dadurch etwas gestört, er sagt: „Die Person kann schon da sein, aber die Berührung ist nicht angenehm. Es wäre mir lieber, wenn sie sich neben mich stellt." Das möchte der Vater des 1. Mannes aber nicht, er nimmt etwas Abstand, aber er bleibt hinter ihm stehen. Durch diese Aussage vermutet die AL, dass das tragische Geschehen nicht nur auf Max wirkt, sondern folglich auch auf seinen Vater. Die STV der Klientin sagt: „Wenn ich die beiden da stehen sehe, muss ich sie immer wieder anschauen", sie zeigt auf den Vater ihres 1. Mannes und auf den Vater von Max, „das macht mich traurig, die sind wie siamesische Zwillinge und sie gehören auseinander und auch die zwei (sie zeigt zu Max und ihrem 1. Mann)". Sie sagt: „Die tun sich nicht gut so, wie die dastehen." Die Atmosphäre im Raum war äußerst angespannt. Als Max hinaus in den Nebenraum ging, folgte ihm der 1. Mann sofort, er sagt: „Wenn er geht, dann muss ich mitgehen." In diesen gemeinsamen Bewegungen sieht die AL eine Synchronizität mit dem 1. Mann und Max. Beide fühlen sich alleine im Nebenraum besser, aber Max möchte doch wieder weg, er meint: „Wenn die Person da ist, muss ich wegschauen, weil ich so eine Hitze spüre." Max geht zurück in den Raum und stellt sich in aggressiver Haltung vor seinem Vater auf, er stemmt eine Hand in die Hüfte und die andere hat er geballt. Der Vater lächelt ihn dennoch an, Max schaut daraufhin betreten zu Boden und ballt wieder beide Fäuste. Als der Vater Max die Frage stellt: „Was hast du gegen mich?", sagt Max: „Jetzt fangen meine Augen zu zucken an." Auf die Frage der AL, wie sich Max fühlt und was er von der Person (seinem Vater) möchte, antwortete er: „Ich weiß es nicht, er reizt oder nervt mich irgendwie, aber ich muss trotzdem hier sein." Der 1. Mann ist Max in den anderen Raum gefolgt, er bleibt aber mit etwas Abstand zu Max und seinem Vater stehen, er sagt zu Max: „Er tut mir so leid, ich möchte ihm helfen", er hat Tränen in den Augen. Infolge dieser Äußerung wird für die AL wahrnehmbar, dass der Verstorbene nicht möchte, dass Max mit seinem Schicksal belastet ist. Als die Klientin **selbst** in die Aufstellung kommt, geht sie sofort zu ihrem Sohn und weint. Max bleibt davon unberührt und starrt unbewegt weiter in den Boden hinein. Die AL sieht durch die Emotionen, Bewegungen und klaren Aussagen der Stellvertreter ihre These, dass Max mit dem 1. Mann seiner Mutter identifiziert ist und dass die Aggressionen, Ängste um die Mutter und Persönlichkeitsanteile des 1. Mannes im Kind als Täterintrojekte wirken, bestätigt.

Nachdem die Aufstellung geöffnet wurde, konnte Max auf die Intervention der AL die Worte: „Du bist der 1. Mann meiner Mutter und das ist mein Vater nur zögerlich aussprechen. Max meinte: „Das ist ein komisches Gefühl, stimmt das wirklich?" Max konnte den Blickkontakt zum 1. Mann nicht halten, er schloss immer wieder die Augen. Das Schließen der Augen deutet oft auf eine Identifizierung hin, denn wenn ich dich sehe, dann gibt es uns beide, in der Identifizierung gibt es jedoch nur eine Person. Daher wird in der Aufstellung der Vermeidung des Blickes Bedeutung beigemessen. Auch die Klientin selbst kann ihren verstorbenen 1. Mann kaum ansehen. Auf die Frage, ob sie ihrem 1. Mann etwas sagen möchte, spricht sie ihre Schuldgefühle aus: „Es ist alles meine Schuld, ich hätte dich nicht überreden dürfen, dass du dich mit ihm versöhnst, ihr würdet beide noch leben." Dann sagt sie: „Jetzt werde ich dafür bestraft, weil Max genauso wird wie du." Der 1. Mann schüttelt den Kopf und sagt: „Das hat nichts mit dir zu tun." Hinsichtlich der Schuldgefühle der Klientin lag der Fokus in der Intervention vorwiegend darin, die Klientin dabei zu unterstützen, eine Neubewertung des tragischen Geschehens annehmen zu können, denn darin sah die AL auch die Möglichkeit, dass Max von den Täterintrojekten des 1. Mannes loslassen kann, die sich vermutlich in Folge der unbewältigten Trauer und der Schuldgefühle seiner Mutter auf ihn übertragen.

Folgende Worte wurden der Klientin von der AL angeboten und zeigten eine Entspannung und ein Annehmen dessen, was geschehen ist: „Ich hätte es nicht verhindern können, früher oder später wäre es passiert, ich achte euer Schicksal. Ich bin nicht für deine Tat verantwortlich." Nach diesen Worten nickt die Klientin und sie sagt: „Vielleicht stimmt das, wahrscheinlich musste es so kommen." Die AL bietet ihr noch folgende achtende Sätze an: „Ich behalte unsere Liebe und dich in guter Erinnerung und achte, was geschehen ist, alles andere darf ich in deiner Verantwortung und bei deinem Vater lassen. Jetzt lasse ich dich in Ruhe und ich weiß, dass wir dann alle unseren Frieden finden." Die Klientin kann die Sätze gut spüren und sie sagt: „Es fühlt sich richtig an." Die Klientin kann nachvollziehen, was in ihrem Sohn vorgeht, sie sagt zu ihm: „Das ist dein Vater und er liebt dich sehr, du brauchst keine Angst um mich haben, dein Vater und ich haben uns geliebt und geachtet. Du hast nichts mit meinem 1. Mann zu tun." Dann sagt sie aus eigenem Antrieb streng: „All das geht dich nichts an, Max." Max hat sich schon lange entspannt, er sagt: „Es geht mir gut, ich kann jetzt alle anschauen und spüre auch, dass das mein Vater ist und dass er nett ist."

Die AL sieht in der Aufstellung, dass Max fremdbestimmt agiert und die Täterintrojekte des 1. Mannes in ihm wirken. Erst als die Klientin ihre Schuldgefühle durch das Annehmen des Schicksals ablegen konnte, wirkten die Mutter und der Sohn abgelöst aus der Tragödie. Die Klientin versuchte dieses Drama abzuspalten – möglicherweise aus Schuld- und Schamgefühlen –, vermutlich hat sie aus diesem Grund auch ihre erste Ehe verschwiegen. Sie konnte in der Folge auch zu ihrem 1. Mann stehen, erkennbar wurde dies für die AL in einem späteren Nachgespräch, in dem sie mitteilte, dass sie ihrem Sohn die Wahrheit gesagt hat. Sie erklärte ihm, dass er durch dieses Geschehen belastet war und er keine Angst vor seinem Vater und um sie haben muss und dass dies nun nicht mehr hierher in ihr Leben gehört. Ihr Sohn sagte dazu: „Ich hab es ja selbst auch nicht verstanden, warum ich den Papa nicht mehr gemocht habe." Die Aggressionen seien nun gänzlich verschwunden und Vater und Sohn werden erstmals im Sommer gemeinsam verreisen.

Durch diesen Fall wird wahrnehmbar, wie bindend Verleugnung, Schuld- und Schamgefühle um einen verstorbenen früheren Partner wirken und sich als Introjekte in das seelische Innere des 11-jährigen Sohnes, geboren in der nächsten Partnerschaft, assimilieren.

3.4 Fallvignette 4

Die ausgewählte Fallvignette betrifft eine an Multipler Sklerose erkrankte Frau, die der Frage nachgehen möchte, weshalb auch die 1. Frau ihres Vaters und ihre Halbschwester im gleichen Alter wie sie an MS erkrankt sind (Achleitner 2017).

3.4.1 Reflektierter, anonymisierter und verfremdeter Fallbericht

Die diktierten Aufzeichnungen erfolgten unmittelbar nach den beiden Beratungsgesprächen. Die Familienaufstellung wurde während der Aufstellung großteils protokolliert. Die Positionierungen und Bewegungen der Stellvertreter wurden während der Aufstellung aufgezeichnet.

3.4.2 Einleitung und Beratungsgespräch

Frau L. befindet sich derzeit selbst in einer Weiterbildung für psychosoziale Beratung. Eine Lehrkraft des Lehrgangs empfahl ihr eine Familienaufstellung. Die Klientin las einschlägige Literatur und meinte, dass sie mit der ersten Familie ihres Vaters eine Last trägt. Seither kann sie von diesem Gedanken nicht mehr loslassen. Sie möchte diese Vermutung durch eine Aufstellungsarbeit klären.

Die Klientin berichtet vorerst über ihre Befindlichkeit in Bezug zu ihrer Krankheit. Dass es ihr nach anfänglicher Verleugnung der Krankheit nun gelingt, diese anzunehmen. Sie hadere zwar manchmal noch mit ihrem Schicksal, aber dank der guten medikamentösen Einstellung und der Aussicht, dass es sich um eine leichte Form von MS handle, kann sie damit leben. Es quälen sie aber ständig Fragen, weshalb sie diese Krankheit hat, da es in ihrer Familie keine Formen von MS oder anderen Nervenkrankheiten gibt. Ihr Arzt hat ihr empfohlen, mit diesen Fragen aufzuhören, da es besonders MS-Patienten sehr schwerfällt, die Krankheit zu akzeptieren und die ständige Suche nach den Ursachen ein Zeichen dafür sei, dass sie noch immer im Widerstand zur Krankheit ist. Die Klientin möchte die Aufstellungsarbeit auch aus dem Grund machen, um endlich mit der Grübelei aufhören zu können. Frau L. lebt seit einem Jahr getrennt von ihrem Mann, sie hat einen 6-jährigen Sohn. Die Trennung fällt ihr sehr schwer, da ihr Mann ein Verhältnis mit ihrer Freundin hat. Sie hofft noch immer, dass er zurückkommt, weil sie ihn trotzdem noch liebt. Auf die Frage, welche Fragen sie am meisten beschäftigen oder quälen, berichtet sie: Was ihr so merkwürdig vorkommt, ist, dass auch die 1. Frau ihres Vaters im gleichen Alter wie sie an MS erkrankt ist und auch deren Tochter Anja. Die 1. Frau wurde kurz nach der Diagnose MS von ihrem Vater verlassen.

Die Tochter aus der 1. Ehe des Vaters ist jetzt 38 Jahre alt, die Krankheit hat auch bei ihr etwa im selben Alter, also ca. mit 32 Jahren, begonnen. Auch sie wurde von ihrem Mann kurz nach der Diagnose MS wegen einer anderen Frau verlassen. Ihre Tochter war ebenfalls 2 Jahre alt. Sie und ich reproduzieren das Leben ihrer Mutter (der 1. Frau), meint Frau L.

„Das ist doch nicht normal, dass wir alle drei im gleichen Alter an MS erkrankt sind und Trennungen erleben, unser Leben gleicht wie einem Ei dem anderen. Ich bin mit der 1. Frau nicht verwandt“, meint sie. Die Klientin ist sehr erregt bei ihren Ausführungen, sie wirkt wütend und verzweifelt, ihre Stimme kippt ständig, während sie spricht. Sie wurde aufgeklärt, dass Übertragungen auch von außenstehenden Personen möglich sind, dies geschieht vor allem dann, wenn das Familiensystem einen Vorteil durch den Nachteil eines anderen Menschen hat. Daher stellte sich die Frage, hatten der Vater oder die Mutter einen Vorteil aus der Trennung und wurde die 1. Frau benachteiligt.

Frau L. kennt die 1. Frau des Vaters nicht, sie spürt auch keine Bindung zur Halbschwester, weil der Vater kaum Kontakt zur ersten Tochter pflegte. Sie haben sich vielleicht insgesamt nur sieben Mal gesehen und Frau L. findet die Halbschwester langweilig und etwas depressiv. Der Mutter der Klientin sollen die Besuche der Tochter aus der 1. Ehe ihres Mannes eher unangenehm gewesen sein, denn wenn sie das Kind sah, fühlte sie sich immer so angeklagt durch ihren Blick, obwohl sie doch nichts für die Trennung könne, wie sie oft beteuerte, weil der Mann = Vater der Klientin bereits getrennt war und sie ihn erst 1 Jahr nach der Trennung kennenlernte.

Die 1. Frau blieb, so viel die Klientin weiß, alleine. Die Mutter und der Vater der Klientin sind nicht bereit Details zu erzählen, das Verhältnis zu ihren Eltern sei eher distanziert. Die Klientin meint jedoch von der Großmutter (der Mutter des Vaters) zu wissen, dass ihre Mutter und die 1. Frau des Vaters befreundet waren. Wenn das tatsächlich so wäre, so die Klientin, dann ist das doch umso eigenartiger, weil sich auch meine Freundin an meinen Mann herangemacht hat. Dann verwirft sie den Gedanken mit einer Handbewegung und sagt: „Ist ja Blödsinn. Auch wenn meine Mutter angeblich mit der 1. Frau befreundet war, dann hat sie wahrscheinlich meinen Vater erst viel später kennengelernt und sich nicht in die Ehe gedrängt, so wie dies bei mir geschehen ist." Die Klientin sieht jedoch so viele Parallelen im Leben der 1. Frau und in ihrem eigenen, sie äußert sich dazu wie folgt: „Es ist mir fast unheimlich, aber wie ist das nur möglich, dass ich beinahe eine Kopie des Lebens der 1. Frau meines Vaters lebe, sind das Zufälle? Oder kann es tatsächlich sein, dass sich von fremden Personen Krankheiten und Lebensschicksale übertragen?" Sie möchte Antworten auf diese Fragen finden.

Sie findet den Vorschlag der AL, die 1. Frau und die Halbschwester zu besuchen, vorerst unmöglich. Dann entscheidet sie sich aber doch dazu, weil ihre Neugierde, wie sie lachend meint, einfach zu groß ist. Der Besuch kann möglicherweise einige Fragen hinsichtlich der Trennung des Vaters, der angeblichen Freundschaft der 1. Frau zur Mutter von Frau L. klären und eventuell auch andere Sichtweisen aufzeigen. Außerdem sei es doch interessant, sich mit ihrer Halbschwester und der 1. Frau auszutauschen, sie leiden ja alle drei unter der gleichen Krankheit.

Die Klientin wirkt initiativ und freut sich auf das begleitende Wochenende in 3 Wochen zur Beobachtung. Zwischendurch meldet sie sich, wie sie meint, vielleicht mit Informationen via Mail.

3.4.3 Teilnahme als Beobachterin

Frau L. kommt als Beobachterin zur Aufstellung, sie hatte leider noch keine Zeit, die 1. Frau des Vaters und ihre Halbschwester zu besuchen. Sie hat dies aber bald vor, denn sie möchte schon in Kürze selbst ihre eigene Aufstellung machen und dazu benötigen wir genauere Informationen. Sie kann sich gut bei den Aufstellungen als Beobachterin einbringen und ihre Fröhlichkeit und Zuversicht tut der ganzen Gruppe gut.

3.4.4 Zweites Beratungsgespräch

Frau L. kommt sehr emotional zur Beratung, während sie berichtet, steigert sich ihre Wut: „Der Besuch bei der 1. Frau war unglaublich, sie hat sich so gefreut, es war so als ob wir uns schon immer kennen würden.

Auch meine Schwester war dabei, mit ihrer nun 7-jährigen Tochter, sie wirkte sehr traurig, auch ihr Kind wirkte sehr ruhig. Sie haben mir sehr leidgetan, ich bin froh, dass es mir so gut geht, trotz all der Umstände. Was mir die 1. Frau meines Vaters erzählte, ist so schlimm, dass ich es noch immer nicht fassen kann."

Die Klientin berichtet: „Mein Vater hat seine 1. Frau mit meiner Mutter schon ein Jahr lang betrogen. Die 1. Frau meinte, er habe ihre Krankheit nicht ausgehalten und die Aussicht, dass sie einmal ein Pflegefall werden könnte, passte nicht in seine Lebensplanung, dies zitierte die 1. Frau aus ihrem Tagebuch. Die Mutter und die 1. Frau waren seit der Volksschule die engsten Freundinnen. Die 1. Frau erzählte, es war schlimm genug, mit meiner Krankheit zurechtzukommen, aber gleichzeitig zwei der wichtigsten Menschen in meinem Leben zu verlieren, das habe ich fast nicht mehr geschafft." Sie war jahrelang in Psychotherapie, um diese Enttäuschung verdauen zu können.

Der 1. Frau ging es laut Bericht der Klientin gesundheitlich einigermaßen gut. „Sie war jedoch sehr bestürzt, dass auch ich an MS erkrankt bin und dasselbe Schicksal erleide wie sie und ihre Tochter. Sie meinte: ‚Das wollte ich nie, ich habe den beiden kein Glück wünschen können, aber ich hätte nie gedacht, dass mein Leben solche Wirkungen auf mein Kind und nun auch auf dich haben könnte.' Sie wirkte verzweifelt und fühlte sich schuldig."

Die Klientin tröstete sie und vermittelte ihr die eigenen Erkenntnisse sinngemäß mit den Worten: „Dass dies passiert, ohne dass man dies bewusst möchte. Dass sich traumatische und ungelöste Ereignisse oft wiederholen." Frau L. meint: „Ich fühlte mich als Therapeutin und ich war froh, dass ich Erklärungen hatte." Es wurde vereinbart, dass auch die 1. Frau und ihre Tochter zur Aufstellung mitkommen könnten, wenn sie dies möchten.

Frau L. ist diesbezüglich sehr offen und ist auch der Meinung, dass dies sicher sehr förderlich für alle wäre.

Problematisch zeigt sich nun die heftige Ablehnung von Frau L. ihren Eltern gegenüber. Sie kann ihnen nicht mehr in die Augen schauen, sagt sie: „Sie haben uns alle schwer belastet, sie haben mein Leben ruiniert, ich möchte nichts mehr mit ihnen zu tun haben" usw. Die Klientin zu beruhigen ist fast unmöglich, mit therapeutischen Interventionen und Erklärungen ist zu diesem Zeitpunkt nichts zu erreichen. Es bleibt zu hoffen, dass sich bei der Familienaufstellung die Möglichkeit zur Aussöhnung findet.

Die Klientin wird darüber informiert, dass die Aufstellung vielleicht eine Beruhigung, jedoch keine Heilung der Krankheit bringen kann. Darüber hinaus diene eine Aufstellung der Erkenntnis, der Versöhnung und der inneren Heilung. Dies kann geschehen, indem der Mensch einen Einblick auf die möglichen Wirkfaktoren seines Lebens gewinnt, annehmen kann, was war, und dadurch einen Schritt in die eigene Freiheit und Abgrenzung vom Clangewissen erlangen kann.

Frau L. erwidert, sie wünsche sich nur eines, dass sie keine weiteren Lebensmuster der 1. Frau übernimmt, denn sie fürchtet nun, dass auch sie ein Leben ohne Beziehung weiterleben muss so wie die 1. Frau und die Schwester. Sie möchte ihren Mann wieder zurück, sollte dies nicht möglich sein, dann möchte sie ihn bald loslassen können, um eine neue Beziehung eingehen zu können.

Die Klientin hat in ihren weiteren Recherchen erfahren, welche familiären Belastungen auf ihren Mann wirken könnten. Sie erzählt, dass auch er niemals verzeihen konnte, dass er vom Vater im Alter von 3 Jahren verlassen wurde, er hat ihn nie wiedergesehen, da er in den Staaten lebt und der Mann von Frau L. wollte ohnedies keinen Kontakt zu ihm. Seine Mutter habe ihn verhetzt gegen den Vater, sie blieb alleine mit ihm und war gegen jede seiner Partnerinnen. Sie wollte ihren Sohn als Partnerersatz behalten, soviel wusste die Klientin.

Die Klientin möchte die Handlung ihres Mannes verstehen, um sich mit ihm auszusöhnen oder um die Trennung annehmen zu können. Sie kann seine kalte und rücksichtslose Handlung nicht verstehen, da er immer ein liebevoller Partner war. In Anbetracht ihres eigenen Lebens kann sie aber wahrnehmen, dass wahrscheinlich auch ihr Mann eine Fremdbestimmung erlebt, indem er das Verhalten seines Vaters übernommen hat, welches die Klientin als „Er hat sich einfach aus dem Staub gemacht, so wie sein Vater“, bezeichnete.

Von ihrer Mutter erfuhr sie, dass deren Großmutter =Urgroßmutter der Klientin vom Mann im Stich gelassen wurde, als sie schwanger war, er nahm die Schwester der UGM zur Frau, die angeblich zur selben Zeit schwanger war wie die UGM. Die Großmutter blieb das einzige Kind der UGM. Die UGM und ihre Schwester waren ihr Leben lang verfeindet. Die UGM verließ das Dorf und brach mit der ganzen Familie. Die Mutter, so die Klientin, wurde sehr wütend, als sie die Geschichte ihrer GM und deren Schwester erzählte, und sie meinte: Das hat die Oma = UGM nie verkraftet und deshalb hassten wir alle ihre Schwester. Die Klientin versteht nun, weshalb es nur bei Begräbnissen Kontakt zur Familie mütterlicherseits gab. Die Wirkfaktoren der Rivalität zweier Frauen um einen Mann scheinen weit zurückzugehen. Die Großmutter (die Mutter der Mutter) erlebt eine Ausnahme, sie führte eine gute Ehe.

Von ihrem Vater wusste sie, dass sein Vater = GV der Klientin bei einem Arbeitsunfall verstorben ist, als er 2,5 Jahre alt war. Die Großmutter väterlicherseits wurde mit 4 Kindern Witwe und heiratete 2 Jahre später aus wirtschaftlichen Gründen wieder, sie war sehr unglücklich mit dem 2. Mann. Interessant ist, dass der verstorbene Großvater bei seinem Tod im gleichen Alter war, als der Vater von Frau L. seine erste Familie verließ. Hier nimmt die AL das Muster, dass die Männer im selben Alter die Familie verlassen, wahr.

Zusammenfassend kann aus Sicht der Generation von Frau L. folgendes familiäres Schema erkannt werden:

- Die UGM mütterlicherseits erlebte eine Trennung, sie wurde wegen der eigenen Schwester in der Schwangerschaft verlassen.
- Die GM MDM erlebte eine Trennung durch den frühen Tod ihres Mannes.
- Der GV VDV früh verstorben, als der Vater 2,5 Jahre alt war.
- Der Vater selbst verließ seine 1. Frau wegen der Mutter der Klientin, er verließ die Familie im ähnlichen Alter, als sein Vater starb.
- Die 1. Frau des Vaters wird mit Beginn der Krankheit wegen ihrer Freundin (der Mutter der Klientin) verlassen.
- Die Tochter der 1. Frau wurde mit Beginn der Krankheit wegen einer anderen Frau verlassen.
- Die Klientin wurde mit Beginn der Krankheit auch wegen ihrer Freundin verlassen.
- Der Vater des Mannes = Schwiegervater von Frau L. verließ die Familie und ging ins Ausland, als der Sohn 3 Jahre alt war.

3.4.5 Die Aufstellung

In der Familie des Vaters gab es keine bekannten nennenswerten schweren Schicksale außer, dass er seinen Vater früh verlor.

Für die Aufstellung werden jene Personen herangezogen, die eine mögliche Wirkung auf Frau L. zeigen könnten. Die Kurzform der Benennung ist unter „kurz“ angeführt.

STV der Klientin L	kurz: STV L
Klientin L selbst	kurz: L
Die 1. Frau des Vaters	kurz: 1. FR
Die Halbschwester – Tochter der 1. Frau	kurz: HS
Die Mutter	kurz: M
Der Vater	kurz: V
Der verstorbene Großvater – Vater des Vaters	kurz: GV VDV
Die Urgroßmutter mütterlich	kurz: UGM
Die Schwester der UGM	kurz: SCHW UGM
Der UGV mütterlich	kurz: UGV
Die Großmutter, die Mutter der Mutter	kurz: GM MDM
Der Mann der Klientin	kurz: MA
Die neue Partnerin des Mannes (Freundin von Frau L.)	kurz: PA D.MA

3.4.6 Die Fragen der Klientin für die Aufstellung

- Wirkt das Leben der 1. Frau auf die Klientin?
- Gibt es eine Übertragung der UGM auf die Mutter der Klientin und in weiterer Folge auf die Klientin?
- Wo steht ihr Mann und wie schaut er zu ihr und seinem Sohn?

3.4.7 Annahme

Die Annahme der AL lautet, dass die Klientin mit der 1. Frau ihres Vaters identifiziert ist, dass sich das Trauma der 1. Frau in ihrem Leben und im Leben der Halbschwester fortsetzt. Dass aber auch das unbewältigte Trennungserlebnis der UGM weiter auf die Nachkommenden wirkt. Anscheinend begehrte die Mutter der Klientin unbewusst für ihre GM = UGM einen Ausgleich, indem sie sich den Mann ihrer Freundin nahm, so wie es einst die Schwester der GM = UGM getan hatte.

Frau L. ist persönlich anwesend. Es wird am Beginn der Aufstellung auch für die Klientin vorerst eine Stellvertreterin ausgewählt.

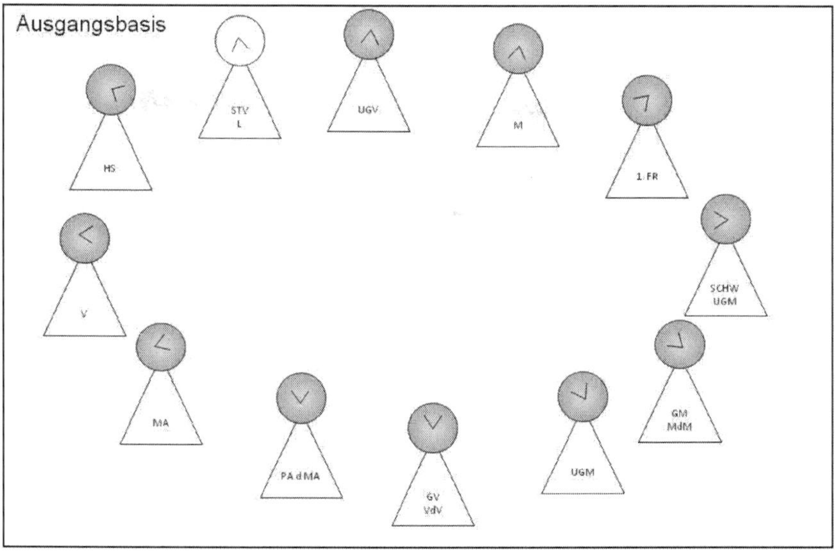

Die ersten Bewegungen der Stellvertreter:

- Die UGM stellt sich in die Mitte des Raumes und wirkt sehr präsent.
- Die SCHW. D. UGM geht langsam in ihre Nähe und lächelt sie an.
- Die UGM empfindet Kälte, als sie ihr näherkommt, sie dreht sich zur Seite.
- Dann geht die SCHW D.UGM wieder zurück auf ihren ursprünglichen Platz.
- Die UGM bleibt alleine in der Mitte stehen und meint: „So habe ich die da vorne alle im Blick", dabei schaut sie in die Richtung des UGV und ihrer Urenkelin (Klientin), zur 1. Frau und deren Tochter.
- Der UGV steht alleine und bleibt unbewegt.
- Die 1. Frau geht aus dem Kreis, sie dreht sich von allen Personen weg und steht unsicher.
- Die STV der Klientin geht ca. 5 Minuten suchend herum, sie findet keinen Platz, dann geht sie langsam von hinten zur 1. Frau und hält sie an der Schulter, nach kurzer Zeit schwanken beide.
- Die GM MDM geht hinterher und stellt sich ganz nahe zu ihrer Enkelin.

- Die HS stellt sich neben ihre Mutter, dann ändert sie die Position und stellt sich vor ihre Mutter, sie sagt: „Ich möchte nicht, dass sie weiter weggeht."
- Dann schließt die 1. Frau die Augen, sie möchte nicht, dass sich diese Person (ihre Tochter) vor sie stellt, denn dann wird sie so müde und schwer.
- Auf die Frage zur STV der Klientin, mit welcher Absicht sie hinter der Person stehe, sagt sie: „Sie interessiert mich und ich möchte sie halten und sie soll mich ansehen."
- Die 1. Frau dreht sich darauf um und hat Tränen in den Augen, auch die Klientin L. beginnt zu weinen.
- Die HS setzt sich zugleich zu Boden, weil ihr alles zu viel wird, ihre Beine zittern.
- Auch die 1. Frau weint nun, alle drei setzen sich zur HS.
- Der Vater der Klientin sagt: „Es interessiert mich nur er." Er steht ganz nahe bei seinem früh verstorbenen Vater und meint: „Wir mögen uns." Beide sind zufrieden und sie wirken fröhlich.
- Die Mutter bewegt sich kaum, sie schaut eher teilnahmslos zu und äußert sich, dass sie eigentlich zu ihrer Tochter (Klientin) gehen wollte, aber dass sie immer weggeht von ihr. Es gefällt ihr nicht, dass sie dort steht (bei der 1. Frau = ehemals Freundin der M).
- Der MA der Klientin geht immer seiner neuen Partnerin nach.
- Die PA D.MA findet das unangenehm, sie meint: „Eigentlich gehen mich die alle nichts an, ich würde am liebsten bei der Tür rausgehen."

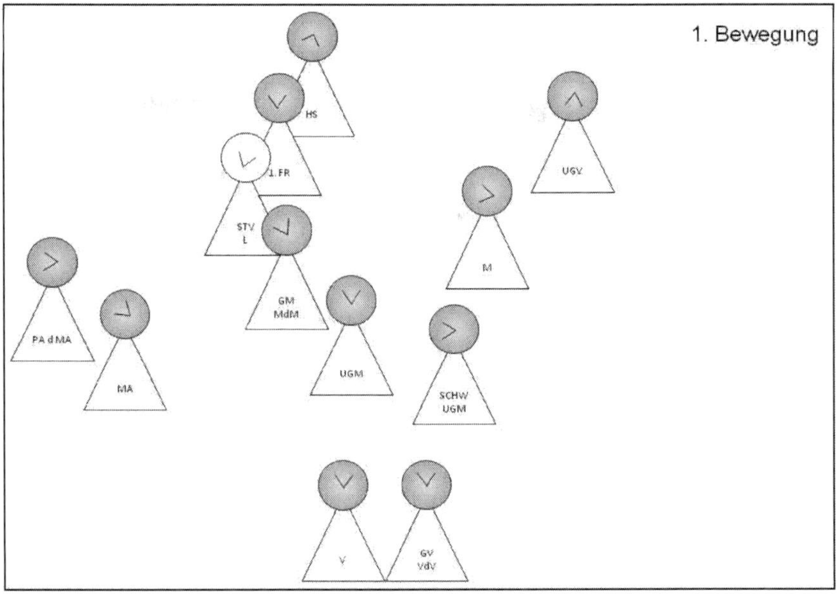

Die Klientin selbst geht nun in die Aufstellung, auch sie geht wie ihre STV suchend umher, einmal geht sie zur 1. Frau, zur Mutter, dann entscheidet sie sich zu ihrer UGM zu gehen. Diese schaut sie verwundert, aber freundlich an. Nun kommt auch die Mutter der Klientin dazu, sie berührt ihre Tochter an der Hand, diese zuckt zurück, lässt diese Berührung dann aber doch etwas widerwillig zu.

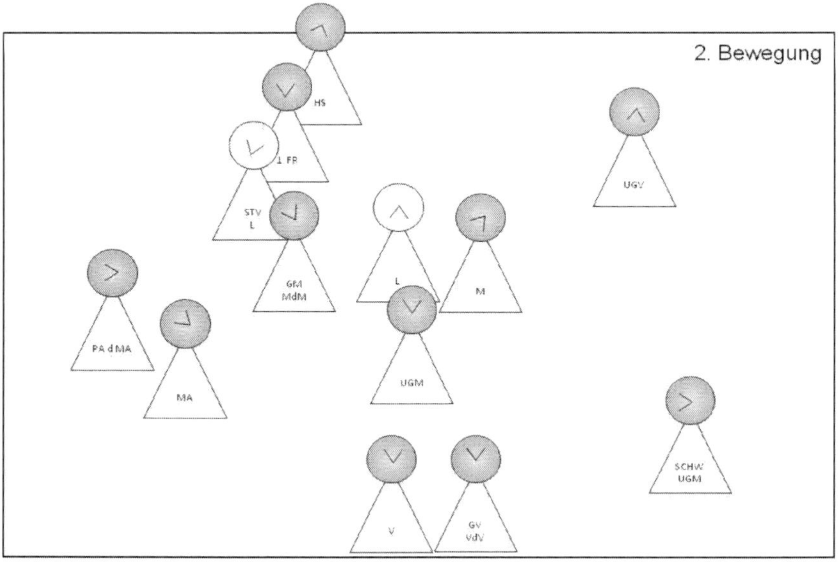

Die AL öffnet die Aufstellung und bietet der Klientin **selbst** folgende Sätze an:

Sie schlägt der Klientin vor zu ihrer UGM zu sagen: „Du bist meine UGM und obwohl ich dich nicht kenne, erlebe ich wie du den Schmerz des Verlassenwerdens."

Die Mutter sagt auf Vorschlag der AL zu ihrer GM: „Du bist meine GM, ich war oft traurig, was dir und meiner Mutter geschehen ist, deine Enttäuschung wirkte auf mein Leben. Ich habe euren Hass auf deine Schwester übernommen und vielleicht habe ich mich für dich gerächt."

Die UGM nickt zustimmend. Die Klientin beginnt bei diesen Worten zu weinen und kann ihre Mutter umarmen.

Die Klientin wird nun von der Aufstellungsleiterin zur 1. Frau, deren Tochter und zu ihrer eigenen STV geführt. Sie wird sehr traurig und setzt sich zu ihnen.

Auf Intervention der Aufstellungsleiterin wird Folgendes benannt:
Die Klientin sagt zur 1. Frau und zur HS: „Wir sind verbunden in unserem Schicksal."

Die AL holt den Vater und die Mutter dazu, die Klientin sagt zu ihren Eltern: „Ihr seid meine Eltern, hier habe ich von nun an nichts mehr zu tun, ich lasse die Verantwortung für alles, was geschehen ist, bei euch.“ Der Vater schaut betreten, die Mutter nickt zustimmend.

Sie wiederholt die Worte der AL: „Du bist die 1. Frau meines Vaters, ich achte dich und meine Schwester. Mehr kann ich nicht tun, denn alles andere gehört nicht in meine Verantwortung.“

Sie zeigt zu ihren Eltern und sagt: „Das sind meine Eltern und nur sie tragen die Verantwortung.“

Die 1. Frau nickt zustimmend, auch ihre Tochter kann wieder aufschauen.

Wir gehen zum Mann der Klientin und zu seiner neuen Partnerin = Freundin der Klientin.

Folgende Sätze werden von der Aufstellungsleiterin vorgeschlagen:

- Zu ihrem Mann: „Jetzt verstehe ich, was da geschehen ist, ich kann nun dich und mich als unfrei erkennen. Du hast das getan, was du deinem Vater nie verziehen hast, du bist auch gegangen und nimmst ihn damit an. Lass uns gute Eltern bleiben.“
- Zu ihrer ehemaligen Freundin sagt sie: „In Anbetracht dessen, was mich belastet hat, warst du genau die richtige Freundin. Jetzt lasse ich euch in Ruhe, ich kann euch nun nicht mehr böse sein.“

Die Klientin fühlt die Worte ohne inneren Widerstand und als stimmig.

3.4.8 Ergebnis Fallvignette 4

Die AL sieht durch die Bewegungen und Aussagen der Stellvertreter sowie der Klientin **selbst**, dass eine Übertragung des Trennungstraumas der Großmutter = UGM der Klientin in der Familie eine nachhaltige Wirkung zeigt. Dass wahrscheinlich dadurch in weiterer Folge die Gefühle und Entscheidungen der Mutter in der Partnerwahl beeinflusst wurden. Die Rivalität zweier Frauen um einen Mann hat, soweit es die Recherchen ergaben, bei der UGM und ihrer Schwester begonnen. Dass auch die Mutter dadurch belastet war und offenbar einen unbewussten Ausgleich für ihre GM schaffen wollte, indem sie sich den Mann ihrer Freundin nahm, bewirkt nach Ansicht der AL in weiterer Folge, dass die Klientin eine Identifizierung mit der 1. Frau erlebt. Die Klientin selbst sowie ihre STV zeigen zwei unterschiedliche Bewegungen. Die STV geht zur 1. Frau und hält sie an der Schulter, die Klientin **selbst** geht zwischen ihrer Mutter und der 1. Frau umher und geht letztendlich zu ihrer UGM. Die AL sieht in diesen Bewegungen, dass die KLIENTIN **selbst** die familiäre Ursache bei ihrer UGM spürt und aufzeigt. Die Stellvertreterin zeigt die Belastung, die durch das Trennungstrauma der 1. Frau auf sie wirkt.

Die Präsenz der UGM zeigte sich durch ihre Positionierung in der Mitte des Raumes als dominant. Dass die Feindschaft der UGM gegenüber ihrer Schwester noch immer anhält, wurde sichtbar, als sich diese lächelnd und scheinbar versöhnlich ihrer Schwester nähert. Die UGM empfindet Kälte und wendet sich ab. Die UGM möchte den UGV (den Mann, der ihre Schwester vorgezogen hat), ihre Urenkelin (die Klientin) und die 1. Frau im Blickfeld haben. Die 1. Frau geht aus dem Kreis und wendet sich von allen Personen ab, sie steht sehr unsicher. Nachdem die STV der Klientin einige Zeit suchend herumgeht, stellt sie sich von hinten zur 1. Frau und hält sie an der Schulter, beide schwanken. Die Klientin möchte, dass die 1. Frau sie ansieht. Darauf dreht sich die 1. Frau um, beide beginnen zu weinen. Die Halbschwester (Tochter der 1. Frau) stellt sich vor ihre Mutter, sie möchte nicht, dass ihre Mutter weitergeht. Alle drei setzen sich zu Boden. Der Vater hat nur Interesse an seinem früh verstorbenen Vater. Als die KLIENTIN **selbst** in die Aufstellung gebeten wird, geht auch sie wie ihre STV suchend zwischen der 1. Frau und der Mutter umher, dann entscheidet sie sich zur UGM zu gehen, die sie freundlich anlächelt. Plötzlich kommt auch die Mutter hinzu und berührt die Tochter an der Hand. Der Mann der Klientin hat nur Interesse an seiner neuen Partnerin, die jedoch sagt: „Eigentlich gehen mich die alle nichts an, ich würde am liebsten bei der Tür rausgehen."

4 Beantwortung der Forschungsfragen

Die Ergebnisse verweisen auf die Bedeutung, in jeglichen Therapieformen zurückliegende Partnerschaften in der Erhebung der Klientenanamnese miteinzubeziehen. In drei von vier Fallvignetten wird ersichtlich, dass frühere Partner in der bisherigen Therapie in der Anamnese nicht bedacht und somit nicht hinterfragt wurden.

Deutlich wird jedoch, dass der Einfluss von familiären Strukturen früherer Partnerschaften auf Kinder der nächsten Partnerschaft durch eine Trennung nicht ausgeschlossen werden kann. In allen Fallvignetten zeigt sich die Auswirkung der Repräsentanz früherer Partner auf die Kinder der nächsten Partnerschaft. Somit erklären sich oft nicht bewusst nachvollziehbare Handlungs- oder Verhaltensweisen bzw. scheinbar grundlose emotionale Ausbrüche und Forderungen von Kindern, unabhängig ihres Alters.

Zur ersten Forschungsfrage, in welcher Weise frühere Partner auf die Kinder der nächsten Partnerschaft. wirken, kann gesagt werden, dass mindestens ein betroffener Elternteil meist unbewusst noch unverarbeitete Themen aus der früheren Partnerschaft in die neue Partnerschaft mitbringt. Diese oft traumatischen Beziehungserfahrungen, welche überwiegend durch Trauer, Scham- und Schuldgefühle verleugnet werden, zeigen Wirkungen auf die Kinder der nächsten Partnerschaft. Durch die Verleugnung bzw. Abspaltung der traumatischen Erfahrungen sind die Kinder belastet, wodurch sie die früheren Partner, teilweise völlig ident, repräsentieren und somit den Elternteil mit diesen verdrängten, nicht ausgesöhnten, schuldbehafteten unbewussten Anteilen konfrontieren.

Bezugnehmend auf die zweite Forschungsfrage, ob mögliche Wirkungen durch die verdeckte Aufstellungsmethode erkannt und durch professionelle Intervention verändert werden können, wird durch die vier Fallvignetten sichtbar, dass die unbewusst wirkenden Repräsentanzen durch die Methode der verdeckten Aufstellung wahrnehmbar werden. In drei der vier Fallvignetten kamen die Klienten bereits aus längerer therapeutischer Begleitung zur Beratung, da die bisherigen therapeutischen Begleitmaßnahmen keine grundlegende Veränderung brachten. In allen hier untersuchten Aufstellungen erbrachten die Bewegungen und Aussagen der Stellvertreter und in der Folge der Klienten selbst deutliche Hinweise auf die Wirkung der traumatischen Beziehungserfahrungen früherer Partner und des Elternteils.

Bereits das Erkennen der unbewussten Anhaftungen an frühere Beziehungen in der Aufstellung unterstützt eine Bewusstwerdung beim Klienten, dass ungelöste Traumata aus früheren Beziehungen eine Belastung darstellen. Diese Erkenntnis bildet die Basis der weiteren Intervention. Der Fokus der weiteren Interventionen der AL ist die Separation vom Kind zum früheren Partner und Elternteil. Die konkrete Intervention leitet sich durch die individuellen Gegebenheiten der jeweiligen Aufstellungsarbeit ab. Die Aussagen und Bewegungen der Stellvertreter und in der Folge der Klienten zeigen auf, welche Intervention nötig ist und vom Klienten am besten angenommen werden kann. In allen vier Fallvignetten zeigte sich nach der Aufstellungsarbeit eine positive Entwicklung bei den betroffenen Klienten, die einen affektadäquaten begleiteten Erkenntnisgewinn ermöglichte, der eine neue Erfahrung schuf, die über zuvor unternommene Maßnahmen psychologischer und psychotherapeutischer Hilfe weiterführte.

Zusammenfassend kann gesagt werden, dass, wenn die unbewussten Traumata durch professionelle Intervention bearbeitet werden können, innerpsychisch Raum für Bewältigungsprozesse und Persönlichkeitsentwicklung entsteht, der auch für Kinder der nächsten Partnerschaft positive Entwicklungspotentiale eröffnet. Dies weist darauf hin, dass durch das Erkennen der Repräsentanzen früherer Partner belastete Kinder neue Voraussetzungen gewinnen, um sich in ihrer eigenen Identität entwickeln zu können. Hilfreich ist bei schweren Identifizierungen eine fachliche therapeutische Begleitung über einen weiteren längeren Zeitraum. Je nach Gegebenheiten und Lage des Falles, sind die einzubeziehenden Personen (Eltern und /oder Kind) vom Therapeuten zu benennen. Weiterführende Therapie dient dazu, die gewonnenen Erkenntnisse zu festigen und eventuelle kognitive verhaltenstherapeutische Interventionen rechtzeitig einzusetzen.

5 Diskussion

In der vorliegenden Studie wurden die methodischen Grundlagen der verdeckten Aufstellungsarbeit dargestellt und in Bezug auf transgenerationale Familiendynamik mit 4 Falldarstellungen die unter Punkt 2.2 *Forschungslücke* angeführten familiären Konfliktsymptome untersucht.

In drei der vier Fallvignetten kamen die Klienten aus einer längeren therapeutischen Begleitung zur Beratung und anschließenden Aufstellungsarbeit in die Praxis der Autorin. Bei allen drei Klienten stellte sich in der ersten Beratung bereits heraus, dass eine Übertragung durch Trennungen aus früheren Partnerschaften weder einbezogen noch bedacht wurde. In einem Fall war die Klientin noch nie in einer Therapie. In allen vier Fällen wurden von der Aufstellungsleiterin die psychische Repräsentanz früherer PartnerInnen und eine Wirkung auf die geborenen Kinder der nächsten Partnerschaft wahrgenommen.

Die möglichen Folgen für Kinder bei Trennungen der Eltern werden mittlerweile immer mehr in Familientherapien berücksichtigt. Seidler (2016) beschreibt die extremen Auswirkungen von Trennungserlebnissen unter Paaren ungeachtet dessen, ob in der Partnerschaft eine Familie entstand, und ungeachtet der Beziehungsdauer. Jedoch die Folgen bei traumatischen Trennungen von früheren PartnerInnen auf Kinder einer nächsten Partnerschaft wurden bisher wissenschaftlich und wohl auch in der praktischen familientherapeutischen Praxis zu wenig bedacht.

Die Repräsentation früherer Partner ist für die Eltern und das Kind oft rätselhaft und führt zu unintegrierbaren Gefühlsäußerungen, zu Irritationen sowie zur Verunsicherung der eigenen Identität des Kindes.

Seidler sagt aus psychotraumatologischer Sicht zum Thema Trennungstrauma, dass er immer öfter Patienten begegnet, die sich völlig überwältigt fühlen, wenn sie verlassen werden und unter schweren traumatischen Folgen leiden.

Jedoch können sich die Trennungstraumen aus früheren Beziehungen oder Ehen sowohl durch den Elternteil als auch durch frühere Partner auf ein Kind der neuen Beziehung übertragen.

In welcher Weise sich die von Hirsch angesprochenen Elemente (siehe Punkt 1.2.1 *Vererbung und Übertragung zwischen den Generationen*) auf ein Kind, aus einer späteren Partnerschaft hineinvermitteln, wird in allen vier Fallvignetten deutlich:

Fallvignette 1

In diesem Fall wird ersichtlich, dass der Sohn aus der zweiten Ehe die Verhaltensweisen des 1. Mannes seiner Mutter unbewusst übernahm. Diese repräsentieren die ungelösten Themen der Mutter mit dem 1. Mann, den sie für genau diese Verhaltensweisen bis heute verachtet hat. Aus Sicht der AL (er)lebte der Sohn eine Identifikation mit dem 1. Mann seiner Mutter, wodurch sich seine eigene ICH-Identität nicht entfalten konnte. In der katamnestischen Befragung wurde erhoben, dass der Sohn neue eigene Wege wahrnehmen konnte.

Elhardt beschreibt, dass eine Identifikation eine Einverleibung des anderen sei und eine Art „seelischen Kannibalismus“ darstellt. Eine Ablösung ist stets mit einem Verlustgefühl verbunden. Dieses Verlustgefühl zeigte sich durch die Anhaftung des Sohnes an der Identität des 1. Mannes und es ist in der Aufstellungsarbeit von Bedeutung, dass die Ablösungsmöglichkeiten durch Intervention verdeutlicht werden.

> „Identifikationen vermitteln einerseits Schutz, andererseits ist mit deren Ablösung Selbstständigkeit und Einsamkeit verbunden. Wer sich aus alten Identifikationen löst, sich ‚de-identifiziert‘, der verliert auch immer ein Stück Heimat, egal, wie ‚schlecht‘ das Vorbild und die Identifikation mit ihm waren.“ (Elhardt 2001, S. 50–52)

Fallvignette 2

Dieser Fall macht die Wirkfaktoren einer glorifizierten Liebe und nicht endenden Trauer sichtbar. Die Klientin, 29 Jahre alt, die Tochter aus der 2. Ehe, steht ihrem Vater unbewusst für seine Trauer und Sehnsucht als Ersatz für seine 1. Frau – mit den Folgen einer schweren Depression und Suizidgefährdung – zur Verfügung. Eine Ablösung vom Vater war der Klientin trotz langjähriger Therapie und stationärer Behandlungen nicht möglich. In der Aufstellung fühlte sich die STV der Klientin zwischen dem Vater und der verstorbenen 1. Frau zerrissen. Auch die KLIENTIN **selbst** entschied sich für den Platz bei der 1. Frau, dann kam auch der Vater hinzu und setzte sich zu ihnen auf den Boden. Die Stellvertreterin sowie die Klientin **selbst** äußerten ihr Unbehagen bei der 1. Frau, dennoch blieben sie bei ihr. Aus Sicht der AL kann die Klientin auf Grund dieser Übertragung kein autonomes Leben führen und ihren Wunsch in einer Partnerschaft zu leben realisieren. Die katamnestische Befragung ergab, dass sich die Klientin nach der Aufstellung rasch besser fühlte. Sie schaffte einen Abstand zum Vater, indem sie in eine eigene Wohnung zog.

Grubrich-Simitis sagt zur Übertragung von Trauer: Werden diese traumatischen Erfahrungen nicht integriert und gelöst, beziehungsweise durch Trauerarbeit bewältigt, sind auch die nächsten Generationen durch ähnliche, unverständliche und irritierend wirkende Gefühle belastet, die sie an die Vergangenheit der Vorfahren bindet (Grubrich-Simitis 1979, S. 991–1023).

Fallvignette 3

Durch diesen Fall wird wahrnehmbar, wie bindend Verleugnung, Schuld- und Schamgefühle um einen verstorbenen früheren Partner wirken und sich als Introjekte in das seelische Innere des 11-jährigen Sohnes, geboren in der nächsten Partnerschaft, assimilierten. In der Aufstellung zeigte der STV von Sohn Max dieselben Aggressionen und Verhaltensweisen gegenüber seinem Vater wie der 1. Mann der Klientin. Die Klientin konnte die Tat ihres 1. Mannes, der seinen Vater und sich selbst erschossen hat, nie bewältigen. Sie fühlte sich mitverantwortlich. In der Aufstellung konnte sie ihre Schuldgefühle loslassen und eine Neubewertung des tragischen Geschehens annehmen. Bei einem nachfolgenden Beratungsgespräch erfuhr die AL, dass sich die Aggressionen ihres Sohnes aufgelöst haben. Die Klientin konnte über die, von ihr verschwiegene, Tat ihres 1. Mannes erstmals offen mit ihrem Sohn sprechen und ihm die Wahrheit sagen. Die Anerkennung des 1. Mannes war ein wesentlicher Teil der Intervention für das Leben der Klientin. Sie konnte dadurch die Verleugnung des 1. Mannes und ihre Schuldgefühle beenden, denn: Wird Schuld nicht anerkannt, sondern verleugnet oder als Macht, Stärke und Überlegenheitsgefühl an die Kinder weitergegeben, kann dies auch zu Identifizierungen mit den verleugneten Anteilen der Täter führen. (Bar-On 1993; Bergman et al. 1995; Hirsch 1997; Jokl 1997). Werden Verbrechen nicht anerkannt, sondern verleugnet, z. B. in der Folge von Kriegen, Mord, schwerem Betrug, Sexual- und Gewaltdelikten, besteht die Möglichkeit, dass die Nachkommen nicht nur durch Kompensationsbemühungen belastet werden, sondern auch, dass sie eine Übertragung mit den Machtgefühlen der Täter erfahren (Moré 2013).

Fallvignette 4

Dieser Fall zeigt deutlich, wie weit die generationsübergreifenden Wirkungen einer verschmähten und enttäuschten Partnerin im Familiensystem zurückreichen können. Die Aufstellung zeigt, dass die Klientin einerseits die ungelösten Themen ihrer Eltern, im Kontext mit der 1. Frau ihres Vaters, repräsentiert und dass die weiteren Ursachen jedoch auch mit dem Leben der Großmutter ihrer Mutter in Verbindung stehen. Die Klientin erlebt ein identisches Schicksal mit der 1. Frau des Vaters, indem sie wie die 1. Frau an Multipler Sklerose im selben Alter erkrankt und so wie sie verlassen wird. Die Urgroßmutter wurde vom Urgroßvater wegen ihrer eigenen Schwester schwanger im Stich gelassen. Die Mutter der Klientin nahm sich den Mann ihrer besten Freundin. Die Mutter der Klientin spürte vermutlich durch den Nachteil ihrer Großmutter=UGM der Klientin, den unbewussten Wunsch nach Ausgleich. Die Rivalität zweier Frauen um einen Mann geht im System somit weit zurück.

Die 1. Frau des Vaters der Klientin konnte bis heute nicht gut zu ihrem 1. Mann schauen. Auch die Großmutter der Mutter soll nicht mit Wohlwollen auf ihren 1. Mann geschaut haben, sie sei so wie die Mutter der Mutter voll Hass gewesen, erinnert sich die Klientin. Da eine frühere Partnerin, die nicht gewürdigt wird, dem neuen System das Wohlwollen entzieht, wird die spätere Entwicklung der nachgeborenen Kinder gelähmt. Das Kind ist dann mit einer früheren ausgegrenzten Frau verbunden (Schäfer 2001, S. 45–46).

Die Klientin war durch die Erkenntnisse der Aufstellung in der Lage, freundlich zu ihrem, von ihr getrennt lebenden, Mann und dessen neuer Partnerin zu schauen. Weiter konnte sie sich in Anbetracht der Erkenntnis der weitreichenden Übertragungen mit ihren Eltern aussöhnen.

Durch die vier Fallvignetten wird deutlich, in welcher Weise die psychischen Repräsentationen früherer Partner der Eltern auf das Leben der Kinder aus der nächsten Partnerschaft wirken können. Diese Wirkungen zeigen sich dadurch, dass Kinder späterer Partnerschaften frühere Partner, teilweise sogar völlig ident, repräsentieren, wodurch ungelöste Traumata aufgezeigt werden. Im Weiteren kann gesagt werden, dass durch die Methode der verdeckten Aufstellung die Wirkungen erkennbar werden und verändert werden können.

Die Fallvignetten machen sichtbar, dass durch die verdeckte Arbeit emotionale Entladung und kognitives Begreifen möglich wird. Die Erkenntnis der Dramaturgie im Familiensystem beinhaltet bereits wesentliche Aspekte für einen Heilungsprozess. Durch die Möglichkeit der weiterführenden Begleitung durch die Aufstellungsleiterin oder durch andere Therapieformen kann dieser Prozess unterstützt, weitergeführt und gefestigt werden.

Wie bereits in der Ergebnisübersicht erläutert, sind die möglichen Repräsentanzen früherer Partner bereits in der Anamnese, unabhängig der Therapieform, sinnvollerweise einzubeziehen. Dies ist aus Sicht der Autorin der Studie unumgänglich, da aus diesen Repräsentanzen die oft nicht nachvollziehbaren Handlungs- und Verhaltensweisen bzw. scheinbar grundlosen emotionalen Ausbrüche und Forderungen von Kindern resultieren.

Resümee

Auch wenn die Autorin der Studie seit 2004 etwa 3000 Aufstellungen mit der Methode der verdeckten Aufstellungsarbeit geleitet und die Effizienz in der Ursachenforschung beobachtet hat, wird festgehalten, dass es sich um eine Pilotstudie handelt. Darüber hinaus leitete die Autorin in einem Zeitraum von 5 Jahren zwei geförderte Weiterbildungsgruppen in der Methode der verdeckten Aufstellung. Im Rahmen dieser Weiterbildungsgruppen konnte von der Autorin der Studie festgestellt werden, dass die verdeckte Methode auch von anderen Aufstellungsleitern effizient und wirksam eingesetzt werden kann.

Auf Grund der Ergebnisse dieser Forschungsarbeit zeigt sich die Wichtigkeit der Einbeziehung der Frage nach früheren Partnern in der Anamnese in allen Therapieformen. Für die Zukunft wichtige Forschungsgebiete sieht die Autorin der Studie in der Arbeit mit sogenannten „verhaltensauffälligen Kindern“ und bei Gewalt in Familien, insbesondere zwischen Kindern und Eltern, oftmals mit Todesfolgen.

Des Weiteren zeigen die Ergebnisse deutliche Hinweise auf familiäre Übertragungsprozesse, womit ein Beitrag zur Untersuchung der Forschungslücke zu den oft nicht erkannten psychodynamischen Übertragungen früherer Partner, mit ihren Auswirkungen auf die geborenen Kinder aus der nächsten Partnerschaft, geleistet werden konnte.

Somit sieht die Autorin auch die zu Beginn der Studie aufgestellte Hypothese, dass traumatische Trennungserlebnisse und ungelöste Konflikte einer früheren Partnerschaft, unabhängig davon, ob die Eltern in einer losen Beziehung, Lebensgemeinschaft oder Ehe leben, sich als belastende Gefühlserbschaft auf das Leben der Kinder der nächsten Partnerschaft auswirken können, bestätigt.

Das bedeutet auch eine Aufgabe für das Arbeitsfeld aller Therapieformen (z. B. Psychiatrie, Psychotherapie usw.): in der Arbeit mit Klienten und ihren komplexen Familiensystemen auch Aufmerksamkeit auf scheinbar abgeschlossene, zurückliegende Partnerschaften und mögliche, darauf zurückzuführende, psychische Verstrickungen einzubringen.

Literatur

Achleitner, K., 2017. Ursachenforschung in der Therapie durch verdeckte Aufstellungsarbeit, Thesis, editioninter-uni.net/UCN, Graz

Alexander, J., 1966. The psychology of bitterness. In: International Journal of Psycho-Analysis. 41, S. 514–520

Aurel, M., 1986. Selbstbetrachtungen VII 2, Philipp Reclam jun., übersetzt von Albert Wittstock

Balint, E., 1976. Balint Michael und die Droge Arzt, Quelle: „Psyche", 30. Jg., S107–124

Bar-On, 1993. In: Angela Moré: Die unbewusste Weitergabe von Traumata und Schuldverstrickungen an nachfolgende Generationen. Journal für Psychologie 21/2, 2013, 1–34. https://www.researchgate.net/publication/320016146_Angela_More_Die_unbewusste_Weitergabe_von_Traumata_und_Schuldverstrickungen_an_nachfolgende_Generationen_Journal_fur_Psychologie_212_2013_1-34_httpwwwjournal-fuer-psychologiedeindexphpjfparticleview26

Baxa, G. L., Essen, Ch., 2002. Prozessorientierte Organisationsaufstellungen. In: Weber, Gunthard (Hrsg.) (2002) Praxis der Organisationsaufstellungen. Grundlagen, Prinzipien, Anwendungsbereiche. Reihe: Werkstattschriften zu systemischen Lösungen nach Bert Hellinger. (2. Auflage). Heidelberg: Carl-Auer-Systeme. S. 127–155.

Benecke, H., 2010–2014. http://www.mensch-und-psyche.de/persoenlichkeit/autonomie-oder-bindung/, abgerufen 12.03.2017

Bergman, et al. 1995. In: Angela Moré: Die unbewusste Weitergabe von Traumata und Schuldverstrickungen an nachfolgende Generationen. Journal für Psychologie 21/2, 2013, 1–34. https://www.researchgate.net/publication/320016146_Angela_More_Die_unbewusste_Weitergabe_von_Traumata_und_Schuldverstrickungen_an_nachfolgende_Generationen_Journal_fur_Psychologie_212_2013_1-34_httpwwwjournal-fuer-psychologiedeindexphpjfparticleview26

Bion, W. R., 1992. Elemente der Psychoanalyse. Frankfurt am Main. Suhrkamp.

Bion, W. R., 1971. Erfahrungen in Gruppen und anderen Schriften, Stuttgart: Cotta

Bion, W. R., www.gruppenanalyse.info/pdf/beitrag_von_wr_bion_erwin_lemche.pdf, abgerufen 2.11.2018

Birnbaum, A., 2004. Universität Lüneburg Institut für Psychologie, erstellt am 08.04.2004, zuletzt geändert am 29.03.2010, http://www. familien-

handbuch.de/familieleben/partnerschaft/gelingend/RitualeihreBedeutungfuerdiePaarbeziehung.php, abgerufen am 18.02.2017
Birnbaum, A., 2012. Rituale im Alltag von Paaren. Perspektiven für die psychologische Paarforschung, Asanger Verlag
BMASGK – Bundesministerium für Arbeit, Soziales, Gesundheit und Konsumentenschutz auf Grundlage eines Gutachtens des Psychotherapiebeirates vom 14. Juni 2005, https://www.sozialministerium.at/cms/site /attachments/ 7/0/5/CH4043/CMS1415709133783/aufstellungsarbeit_in _psychotherapie_und_beratung.pdf, abgerufen 07.02.2019
Bohleber, 2008 u. Reich et al., 1996. In: Helene Timmermann 4. Niedersächsischer Psychotherapeutentag 14.09.2013. www.pknds.de/fileadmin /user_upload/.../Nieders.Psychotherapeutentag_2013.pdf, abgerufen 15.10.2018
Bowlby, J., 1973. Separation, Anyiety and Anger. Harmondsworth: Penguin.
Brisch, K. H., 2015. LMU MünchenKinderklinik und Poliklinik im Dr. von Haunerschen Kinderspital, Abteilung Pädiatrische Psychosomatik und Psychotherapie, Ludwig-Maximilians-Universität München, Tagung: Thema: Bindungstraumatisierung, Wenn Bindungspersonen zu Tätern werden, https://www.khbrisch.de/media/brisch_bindung_traben_040215 _versand.pdf, abgerufen am 26.04.2018
Darwin, Ch., 2013. Die Entstehung der Arten. Verlag Wiley-VCH. Paul und Saskia Wrede (Hrsg.)
Deutsche Gesellschaft für Systemaufstellungen (DGfS). Pro Psychotherapie e. V., o. J., https://www.therapie.de/psyche/info/index/therapie/familienaufstellung/die-klassische-familienaufstellung/ abgerufen 12.03. 2017
Dietrich, P., Hermann, U., o. J. Kampfplatz Familie: Wenn Eltern sich streiten, leidet das Kind. https://www.psychologie-aktuell.com/news/aktuelle-news-psychologie/news-lesen//kampfplatz-familie-wenn-eltern-sich-streiten-leidet-das-kind.html. abgerufen am 06.04.2019
Drexler, K., 2018. Ererbte Wunden heilen; Therapie der transgenerationalen Traumatisierung, Klett-Cotta
Durban, J., Schatten, Geister und Chimären – über frühe Modi des Umgangs mit dem psychogenetischen Erbe. Psyche: Jahrgang 63, Heft 08, August 2009, http://www.klettcotta.de/ausgabe/PSYCHE_Heft_08_ August_2009/15675?bereich_subnavi=zusammenfassung&artikel_id= 15678, abgerufen 21.02.2017
Elhardt, S., 2001. Tiefenpsychologie. Kohlhammer. S. 50–52
Engel u. Baum, 1927. Grundriss der Säuglingskunde und Kleinkinderfürsorge, Springer-Verlag, Berlin Heidelberg GmbH

Enright, R. D., 2006. Vergebung als Chance. Neuen Mut fürs Leben finden. Huber, Bern, S. 28, 74
Faimberg, H., 2009. Teleskoping – die intergenerationelle Weitergabe narzisstischer Bindungen, Brandes & Apsel
Foulkes, 1974; Gruppenanalytische Psychotherapie. Der Begründer der Gruppentherapie über die Entwicklungsstationen seiner Methode in Theorie und Praxis. Kindler, München 1974 (Original: Foulkes Therapeutic group analysis. George Allen & Unwin, London 1964)
Freud, S., 1912–13. Totem und Tabu. GW Bd. IX, S. 189–194
Freud, S., 1915. Die Verdrängung. Gesammelte Werke: X, S. 248–261
Gessmann, H.-W., 1994/1997. Humanistisches Psychodrama. Bd. 1–4. Duisburg; http://www.gessmann.info/psychotherapie/therapieverfahren/psychodrama.html abgerufen am 20.01.2019
Grabner-Haider, A., 2007. Kulturgeschichte der Bibel. Vandenhoeck & Ruprecht. S. 448
Greenson, Ralph R., 2007 9.Auflage. Technik und Praxis der Psychoanalyse. Klett-Cotta, Stuttgart 1986 (engl. Orig. 1967)
Gröning, K., 2013. https://www.uni-bielefeld.de/.../ag7/familiale.../StB_psychiatrische_Pflege-2013.pdf. abgerufen 24.03.2017
Grubrich-Simitis, 1979. Extraumatisierung als kumulatives Trauma, Klett Cotta/Psychosozial-Verlag
Grünberg, 2000. In: Angela Moré, A., 2013. Journal für Psychologie Jg. 21, Ausgabe 2: Inter/Generationalität More. Die unbewusste Weitergabe von Traumata und Schuldverstrickungen an nachfolgende Generationen.
Heenen-Wolff, S., 2018. Gegen die Normativität in der Psychoanalyse. Gießen: Psychosozial.
Hellinger Sciencia GmbH & Co.KG, http://www2.hellinger.com/home/
Hellinger, B., 2001. Die Quelle braucht nicht nach dem Weg zu fragen, Carl-Auer-Systeme Verlag. S. 263–265.
Hellinger, B., 2002. Ordnung der Liebe, Knaur Verlag
Hellinger, B., https://www.hellinger.com/home/familienstellen/das-familienstellen-von-den-anfaengen-bis-jetzt/familienstellen-im-detail-erklaert/wie-geht-eine-familienaufstellung-nach-bert-hellinger-vor-sich/ abgerufen 27.10.2018
Henn, V., Letzte Aktualisierung 25.01.2017. http://www.wissensschau.de/genom/epigenetik_und_epigenom.php, abgerufen 13.02.2017
Hirsch M., 2004. Psychoanalytische Traumatologie – Das Trauma in der Familie. Stuttgart: Schattauer.
Hirsch, M., 1997. Schuld und Schuldgefühl. Zur Psychoanalyse von Trauma und Introjekt. Göttingen (Vandenhoeck & Ruprecht), in: Angela Moré: Die unbewusste Weitergabe von Traumata und Schuldverstri-

ckungen an nachfolgende Generationen. Journal für Psychologie 21/2, 2013, 1–34. https://www.researchgate.net/publication/320016146_Angela_More_Die_unbewusste_Weitergabe_von_Traumata_und_Schuldverstrickungen_an_nachfolgende_Generationen_Journal_fur_Psychologie_212_2013_134_httpwwwjournal-fuer-psychologiedeindexphpjfparticleview26. abgerufen 19.1.2019

Hirsch, M., 2011. Analyse der Psyche und Psychotherapie. Trauma Psychosozialer Verlag. S. 41.

Holitzka, M., Remmert, E., 2000. Systemische Organisationsaufstellungen für Konfliktlösungen in Unternehmen und Beruf. S. 103, Ein Praxisbuch nach Bert Hellinger und anderen. (2. Auflage). Darmstadt: Schirner Verlag.

https://de.wikipedia.org/wiki/Familienaufstellung, abgerufen 15.10.2018

https://www.journal-fuer-psychologie.de/index.php/jfp/article/view/268/310, abgerufen 27.10.2018

https://www.morenomuseum.org/de/content/biografie

https://www.parship.de/presse/pressemeldungen/2019/parship-wissenschatz-es-ist-aus-jeder-fuenfte-single-wurde-bereits-per-kurznachricht-vom-partner-verlassen/

Jokl 1997. In: Angela Moré: Die unbewusste Weitergabe von Traumata und Schuldverstrickungen an nachfolgende Generationen. Journal für Psychologie 21/2, 2013, 1–34. https://www.researchgate.net/publication/320016146_Angela_More_Die_unbewusste_Weitergabe_von_Traumata_und_Schuldverstrickungen_an_nachfolgende_Generationen_Journal_fur_Psychologie_212_2013_1-34_httpwwwjournal-fuer-psychologiedeindexphpjfparticleview26

Kaplan, G., Main, 1985. In: Adult Attachment Interview (AAI), https://de.wikipedia.org/wiki/adult_attachment_interview, abgerufen 20.02.2017

Kernberg, 2000. Persönlichkeitsstörungen PTT: Persönlichkeitsstörungen, Theorie und Therapie (PTT), H.4, Neurobiologie und Genetik,

Kernberg, 2002. Affekt, Objekt und Übertragung. Psychosozial Verlag

Krause, 1996/97. Ätiologische und psychodynamische Aspekte, Klinisches Kolloquium WS 96/97, http://www.uni-saarland.de/fak5/krause/kkol/borderbl.htm, abgerufen am 23.03.2017

Laplanche, Pontalis, 1973. Vokabular der Psychoanalyse. Suhrkamp

Levine P., 1997. Traumaheilung, Sythesis Verlag, S. 131

Linden, M., 2017. Verbitterung und Posttraumatische Verbitterungsstörung, Hogrefe

Linden, M. et al., 2009. Diagnostic Criteria and the Standardized Diagnostic Interview for Posttraumatic Embitterment Disorder (PTED). In: International Journal of Psychiatry in Clinical Practice. 12, S. 93–96.

Ludewig, K., 2000. Systemische Therapie mit Familien. Probleme, Lösungen, Reflexionen, Praxis. Familiendynamik, Band (25), S. 450–484

Mahr, A., 2001. Die Offenheit des wissenden Feldes. Von personalen zu transpersonalen Erfahrungen in Aufstellungen. In: Weber, Gunthard (Hrsg.) (2001) Derselbe Wind lässt viele Drachen steigen. Systemische Lösungen im Einklang. Heidelberg: Carl-Auer-Systeme. S. 168–179

Mahr, A., 2003a. http://www.mahrsysteme.de/fileadmin/pdfs/literatur/Geistiges_heilen.pdf, abgerufen 10.04.2017

Mahr, A., 2003b. Konfliktfelder – Wissende Felder. Systemaufstellungen in der Friedens- und Versöhnungsarbeit. Heidelberg: Carl-Auer-Systeme

Mahr, A., https://mahrsysteme.de/ abgerufen 15.10.2018

Mentzos, St., Münch, A., 1999. Die Bedeutung des psychosozialen Feldes und der Beziehung für Genese, Psychodynamik, Therapie und Prophylaxe der Psychose. Vandenhoeck & Ruprecht

Mertens, W., 1998. Psychoanalytische Grundbegriffe. Beltz Psychologie Verlags Union

Mitscherlich, A. und M., 1967. Die Unfähigkeit zu trauern, Verlag Piper München

Moré, A., 2009. Vortrag am Winnicott Institut Hannover anlässlich des Abschlusses des 30. Tiefenpsychologischen Fortbildungskurses am 23. März 2009. www.psa-werkstattberichte.de/Originalarbeiten/Gefuehls-erbschaften.rtf; Winnicott Institut Hannover; Gefühlserbschaften zwischen den Generationen. abgerufen 12.03.2017

Moré, A., 2013. Journal für Psychologie Jg. 21 (2013), Ausgabe 2: Inter/Generationalität More. Die unbewusste Weitergabe von Traumata und Schuldverstrickungen an nachfolgende Generationen. https://www.journal-fuer-psychologie.de/index.php/jfp/article/view/268/310, abgerufen 21.02.2017

Moré, A., 2016. Im Schatten der Schuld – Psychische Belastungen bei den Nachkommen. DGP Institut Hamburg Hannover/Kassel. http://www.dpg-institut-hamburg.de/index.php?id=270, abgerufen 21.02.2017

Nedopil, N., 2007. Forensische Psychiatrie. Klinik, Begutachtung und Behandlung zwischen Psychiatrie und Recht. Stuttgart, S. 239.

Nerin, W. F., 1989. Familienrekonstruktion in Aktion. Virginia Satirs Methode in der Praxis. Junfermann.

Neuhauser, J., 2002. Organisationsberatung und Organisationsaufstellungen. Fragen an Bert Hellinger von Johannes Neuhauser. In: Weber,

Gunthard (Hrsg.) Praxis der Organisationsaufstellungen. Grundlagen, Prinzipien, Anwendungsbereiche. Reihe: Werkstattschriften zu systemischen Lösungen nach Bert Hellinger. (2. Auflage). Heidelberg: Carl-Auer-Systeme. S. 156–174.

Parnes, O., 2005. Es ist nicht das Individuum, sondern es ist die Generation, welche sich metamorphosiert. Generationen als biologische und soziologische Einheiten in der Epistemologie der Vererbung im 19. Jahrhundert. In: Weigel, Sigrid, Parnes, Ohad, Vedder, Ulrike & Willer, Stefan (Hg.): Generation. Zur Genealogie des Konzepts – Konzepte der Genealogie. München (Fink), S. 235–259.

Recke, T., Wolter-Cornell, U., 2017. Dimensionen systemischer Familienrekonstruktion. Vandenhoeck&Ruprecht

Roth, et al., 2011. Das soziale Unbewusste, Verlag Facultas

Rujescu, D., Zill, P., Rietschel, M., Maier, W., 2009. Genetik suizidalen Verhaltens https://www.yumpu.com/de/.../genetik-suizidalen-verhaltensstiftung-deutsche-depress.Nervenheilkunde 4/2009 Schattauer 2009. www.deutsche-depressionshilfe.de/stiftung/media/Rujescu, abgerufen 12.03.2017

Ruppert, 2001. Die unsichtbare Ordnung in Arbeitsbeziehungssystemen. Konflikthafte Strukturen und Hilfestellungen für ihre Auflösung. In: Weber, Gunthard (Hrsg.) (2002) Praxis der Organisationsaufstellungen. Grundlagen, Prinzipien, Anwendungsbereiche. Reihe: Werkstattschriften zu systemischen Lösungen nach Bert Hellinger. (2. Auflage). Heidelberg: Carl-Auer-Systeme. http://www.franz-ruppert.de/index.php/de/veroeffentlichungen/aufsaetze S. 156–174. abgerufen 15.01.2019

Ruppert, F., 2012. Trauma, Angst und Liebe, Kösel

Rutter, 1989. In Angela Moré, A., 2013. Journal für Psychologie Jg. 21, Ausgabe 2: Inter/Generationalität More. Die unbewusste Weitergabe von Traumata und Schuldverstrickungen an nachfolgende Generationen.

Sandner, D., 2013. Die Gruppe und das Unbewusste, Springer Verlag

Schäfer, Th., 2000. Was die Seele krank macht und was sie heilt, Knaur

Schäfer, Th., 2001. Wenn Dornröschen nicht mehr aufwacht. Knaur

Schindler, R., 2016. Das lebendige Gefüge der Gruppe. Gießen. Psychosozial-Verlag

Schneidhofer, Th., 2002. Systemaufstellungen zur simultanen Diagnostik und Intervention bei innerer Kündigung des Arbeitsverhältnisses. S. 45, In: Weber, Gunthard (Hrsg.) (2002) Praxis der Organisationsaufstellungen. Grundlagen Knaur

Schwennen, C., 2004. Verzeihen. In: A. E. Auhagen (Hrsg.), Positive Psychologie. Weinheim: Beltz

Seidler, G., 2013. Dass es nicht aufhört – Das ist die Hölle. Die Omnipräsenz Traumatischer Erfahrungen. Artikel. S. 78. https://heiup.uni-heidelberg.de/journals/index.php/rupertocarola/article/view/10334/4192, abgerufen 04.03.2019

Seidler, G., 2016. Interview in GEO Wissen Interview Heft Nr. 58, Jahrgang 2016 in https://www.geo.de/magazine/geo-wissen/15146-rtkl-liebeskummer-der-schmerz-nach-der-trennung, abgerufen am 9.9.2018

Seidler, G., 2016a. Verletzte Seelen

Sheldrake, R., 2001. Das morphische Feld sozialer Systeme. In: Weber, Gunthard (Hg.): Derselbe Wind lässt viele Drachen steigen. Heidelberg 2001 S. 29–42

Sparrer, I., 2002. Wunder, Lösung und System. Lösungsfokussierte systemische Strukturaufstellung für Therapie und Organisationsberatung. (2. Auflage). Heidelberg: Carl-Auer-Systeme. S. 180

Sparrer, I., 2002a. Vom Familien-Stellen zur Organisationsaufstellung. Zur Anwendung Systemischer Strukturaufstellungen im Organisationsbereich. In: Weber, Gunthard (Hrsg.) (2002) Praxis der Organisationsaufstellungen. Grundlagen, Prinzipien, Anwendungsbereiche. Aus der Reihe: Werkstattschriften zu systemischen Lösungen nach Bert Hellinger. (2. Auflage). Heidelberg: Carl-Auer-Systeme. S. 91–126

Sparrer, I., Varga von Kibéd, M., o. J. Über uns. https://syst.info/ueber-uns, abgerufen 15.10.2018

Stangl, W., 2017. Epigenetik – Lexikon für Psychologie und Pädagogik. http://lexikon.stangl.eu/1245/epigenetik, abgerufen 10.04.2017

Statistisches Bundesamt (Destatis), 2018. Bevölkerung und Erwerbstätigkeit, Fachserie 1, Reihe 1.4. S. 13

Stierlin H., 2007. Gerechtigkeit in nahen Beziehungen. Carl Auer Verlag

Thomä, H., Kächele H., 2006. Psychoanalytische Therapie. Praxis. Heidelberg. S. 413.

Timmermann, H., 2008. 4. Niedersächsischer Psychotherapeutentag 14.09. 2013 www.pknds.de/fileadmin/user_upload/.../Nieders.Psychotherapeutentag_2013.pdf, abgerufen 21.02.2017

Tress W., 1986. Das Rätsel der seelischen Gesundheit. Vandenhoeck & Ruprecht

Troje, E., 2000. In: Angela Moré, A., 2013. Journal für Psychologie Jg. 21, Ausgabe 2: Inter/Generationalität More. Die unbewusste Weitergabe von Traumata und Schuldverstrickungen an nachfolgende Generationen.

Troje, E., 2000. Die Weitergabe psychischer Inhalte von Generation zu Generation und ihre potentielle Auswirkung auf die Entstehung einer Psychose, In: Mentzos, Stavros & Münch, Alois. (Hg.): Die Bedeutung des psychosozialen Feldes und der Beziehung für Genese

Varga von Kibéd, M., 2000. Bemerkungen über philosophische Grundlagen und methodische Voraussetzungen der systemischen Aufstellungsarbeit. In: Weber, Gunthard (Hrsg.) (2000) Praxis des Familien-Stellens. Beiträge zu systemischen Lösungen nach Bert Hellinger. (3. Auflage). Heidelberg: Carl-Auer-Systeme. S. 51–60.

Varga von Kibéd, M., 2002. Unterschiede und tiefere Gemeinsamkeiten der Aufstellungsarbeit mit Organisationen und der systemischen Familienaufstellung. In: Weber, Gunthard (Hrsg.) (2002) Praxis der Organisationsaufstellungen. Grundlagen, Prinzipien, Anwendungsbereiche. Reihe: Werkstattschriften zu systemischen Lösungen nach Bert Hellinger. (2. Auflage). Heidelberg: Carl-Auer-Systeme. S. 11–33.

Varga von Kibed, M., Sparrer, I., 2000. Ganz im Gegenteil. Tetralemmaarbeit und andere Grundformen Systemischer Strukturaufstellungen – für Querdenker und solche die es werden wollen (5. Aufl.). Heidelberg: Carl-Auer-Systeme

Voitl, P., 2011. Facharzt für Kinder- und Jugendheilkunde Additiv-Facharzt für Kinderkardiologie – Kinderpulmologie – Neonatologie. Der Inhalt dieser Seite wurde am 14. Juli 2011 letztmalig geändert. http://www.kinderarzt.at/de/lexikon/subject/bettnaessen-enuresis/, abgerufen 13.02.2017

Volkan, V. D., 2011. Nicht endende Trauer und ihre Folgen, Psychotherapie-Wissenschaft, Jg. 1, Heft 2, www.psychotherapie-wissenschaft.info/index.php/psy-wis/rt/.../36/156, abgerufen 12.03.2017

von Ameln F., Michael Wieser, M., 2014. Jacob Levy Moreno revisited – Ein schöpferisches Leben. Springer VS. Wiesbaden.

Weber, G., 2002. Praxis der Organisationsaufstellungen. Grundlagen, Prinzipien, Anwendungsbereiche. Reihe: Werkstattschriften zu systemischen Lösungen nach Bert Hellinger. (2. Auflage). Heidelberg: Carl-Auer-Systeme.

Weber, G., Gross, B., 2000. Organisationsaufstellungen. In: Weber, Gunthard. Praxis des Familien-Stellens. Beiträge zu systemischen Lösungen nach Bert Hellinger. (3. Auflage). Heidelberg: Carl-Auer-Systeme. S. 405–420

Zeilinger, A., 2005. Einsteins Schleier: Die neue Welt der Quantenphysik. Goldmann Verlag

Zeilinger, A., 2005a. Spukhafte Fernwirkung: Die Schönheit der Quantenphysik. Hörbuch

Zepf, S., Zepf, F., Ullrich, B. & Seel, D., 2014. Ödipus und der Ödipuskomplex. Eine Revision. Gießen: Psychosozial. S. 34.

Anhang

Materialien zur Anwendungspraxis in der vorliegenden Studie.

Leitfaden 1. Beratungsgespräch nach Dr. Karin Achleitner

Die Fragen des Beratungsgespräches sind nur als halbstrukturierter Leitfaden zu sehen, denn das Gespräch bzw. die Fragen entwickeln sich aus der Geschichte und der Themenstellung des Klienten

- Klient schildert Anliegen
- Hinterfragen eventuell bereits stattgefundener therapeutischer und/oder medizinischer Begleitungen
- Hinterfragen nach eventueller Medikation
- Separation zwischen persönlich Erlebtem und möglichen systembedingten Übertragungen
- Ursachenforschung im Detail
    - Wann hat das Symptom/Problem erstmals begonnen?
    - Was ist in dieser Zeit passiert (im eigenen Leben/in der Familie)? z. B. Trennungen, Todesfälle, schwere Schicksale etc.
    - Wie geht es den anderen Familienmitgliedern (Partner, Kinder, Geschwister, Eltern)?
    - Gibt es Personen mit ähnlichen Belastungen in diesem Zeitraum? oder: Gibt es Personen im System, denen es ähnlich ging? (z. B. Eltern Großeltern beiderseits, Tanten/Onkel, Halbgeschwister, verstorbene Kinder im System)
    - Gab es frühere Partner bei den Eltern?
    - Gab es frühere Partner eigene/beim Partner?
    - Gibt es oder gab es ausgegrenzte Personen?
    - Gibt es im System sonst noch schwere Schicksale?
    - Wen belastet das Thema des Klienten noch bzw. wen belastet es, dass der Klient ein Problem hat?
    - Gibt es Personen, die das Thema des Klienten abwerten oder nicht ernst nehmen?
    - Gab es Personen, die im ähnlichen Alter ähnliche Lebenssituationen erlebten?
    - Wird in der Familie offen über die Vergangenheit des Familiensystems gesprochen?
    - Was wird vermieden und wer vermeidet?

BERATUNGSGESPRÄCH DIREKT VOR DER AUFSTELLUNG

Direkt vor der Aufstellungsarbeit findet ein Gespräch mit dem Klienten statt, indem die Kernfragen für die folgende Aufstellung geklärt und konkret definiert werden. Etwaige Ergebnisse aus Recherchen seit dem Beratungsgespräch werden nochmals betrachtet und hinterfragt.

Gemeinsam werden die Personen, welche aufgestellt werden sollen, definiert und die Frage nochmals formuliert.

GRUNDAUFSTELLUNG DER STELLVERTRETER

Zu Beginn der Aufstellung werden die jeweiligen Stellvertreter seitens der Aufstellungsleitung ausgewählt, still benannt und im Kreis neutral aufgestellt.

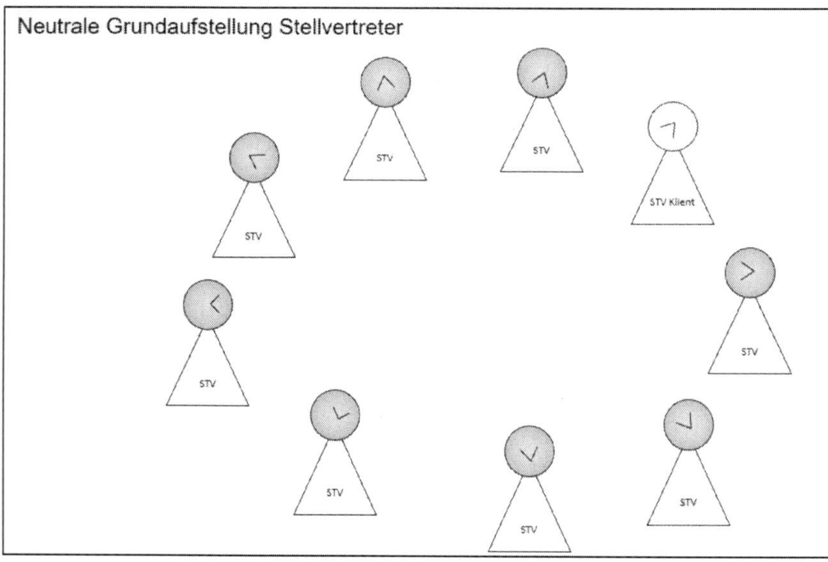

Grundstruktur einer verdeckten Aufstellung nach Achleitner

- Stellvertreter stehen neutral im Kreis und wissen nicht, wen sie vertreten
- Anweisung zum Hineinspüren, Wahrnehmen des Interesses an anderen Personen, der Emotionen, des Körpergefühls, Folgen der Bewegungsimpulse, schwere Beine – Müdigkeit – auch am Boden setzen, falls nicht oder nur schwer stehen möglich
- Beobachten der Reaktionen, Bewegungen, Vermeidungen der Stellvertreter
- Fragen seitens der Aufstellungsleitung (ohne die Vertretungen offenzulegen)
- Klient kommt in die Aufstellung und sucht sich selbst einen Platz
- Je nach Aufstellung folgt nun das weitere Hinterfragen (noch verdeckt), die schrittweise Öffnung, verbunden mit den notwendigen Interventionen
- Mögliche Übungen zur Festigung für den Klienten zur Weiterarbeit
- Ordnung im System aufzeigen durch Schlussbild (abhängig vom Familiensystem)